# DE LA

# CONTAGION DU SUICIDE

A PROPOS

## DE L'ÉPIDÉMIE ACTUELLE

PAR

**MOREAU (de Tours) fils,**

Docteur en médecine de la Faculté de Paris.

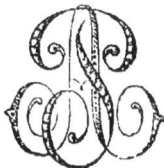

PARIS

A. PARENT, IMPRIMEUR DE LA FACULTÉ DE MÉDECINE

RUE MONSIEUR-LE-PRINCE, 29-31

1875

DE LA

# CONTAGION DU SUICIDE

A PROPOS

## DE L'ÉPIDÉMIE ACTUELLE

PAR

**MOREAU** (de Tours) fils,

Docteur en médecine de la Faculté de Paris.

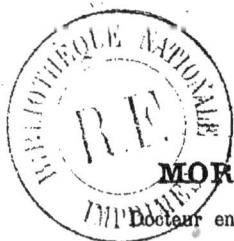

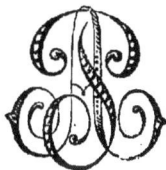

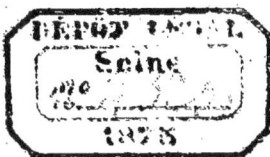

PARIS

A. PARENT, IMPRIMEUR DE LA FACULTÉ DE MÉDECINE

RUE MONSIEUR-LE-PRINCE, 29-31

—

1875

A MON PÈRE

A MA FAMILLE

A MON AMI V. CAMPENON

DE

# LA CONTAGION DU SUICIDE

## A PROPOS DE L'ÉPIDÉMIE ACTUELLE

L'année 1874, comme personne ne l'ignore, a été signalée par un nombre de suicides considérable. C'est par séries de huit, dix, douze et plus, que grands et petits journaux les inséraient presque chaque jour. L'émotion était générale, et l'on se demandait où s'arrêterait cette terrible calamité qui n'épargnait ni l'âge ni le sexe et prenait, sans choisir, ses victimes dans tous les rangs de la société.

Dans les temps ordinaires, les suicides étant relativement peu nombreux, excitent toujours une certaine curiosité, mais comme on se les explique tant bien que mal, et que le plus souvent la presse se contente de les mentionner, on ne s'en préoccupe pas autrement.

Aujourd'hui cette indifférence n'est plus permise : leur nombre, leur apparition brusque, inattendue, la façon étrange dont plusieurs sont exécutés, etc...

font sentir l'inanité des explications dont on s'était contenté jusqu'ici.

C'est une véritable *Epidémie*, a-t-on fini par dire(1) et cette fois, le mot de la chose était trouvé, ce qui ne veut pas dire pourtant, que l'on fût bien pénétré de ce que ce mot exprimait, que l'on en comprît le moins du monde la véritable portée ; on entendait par là une sorte de « toquade » *de tic*, *une manie* dont l'instinct d'imitation faisait tous les frais, et en rendait suffisamment compte.

De la nature réelle du fait en lui-même, de son origine, de son mode de propagation, enfin du moyen de s'en rendre maître, de circonscrire ses ravages, etc... nul ne s'en souciait ; on se rappelait bien, comme en passant et pour mémoire, que la science médicale avait, il y a bien longtemps, et à maintes reprises fait connaître son avis ; mais on n'allait pas plus loin, et l'on agissait (et l'on agit encore) comme si de rien n'était, comme s'il n'y allait pas de la vie d'un grand nombre de citoyens, comme si enfin chacun de nous ne pouvait pas se dire à soi-même : *de me res agitur !*

Nous avons vu là un danger réel pour la société, incessamment placée sous la menace d'événements pareils à ceux que nous venons de signaler : nous avons eu la pensée d'appeler de nouveau l'attention sur ces événements, d'en dévoiler la véritable nature, d'indiquer enfin les moyens de les enrayer dans leur

(1) « La contagion du suicide n'est pas une observation légère : on est tenté de le supposer..... » (*Evénement* du 16 mars 1875.)

propagation, d'en empêcher le retour, dans la mesure du possible, tout au moins.

Le sujet qui doit nous occuper prêterait assurément à des discussions philosophiques d'un haut intérêt : est-il nécessaire de dire que le point de vue auquel nous nous plaçons, dans l'étude à laquelle nous nous proposons de nous liver, est exclusivement médical ?

L'ensemble des faits, objets de cette étude, constitue à nos yeux ce que, dans la science, on est convenu d'appeler une *épidémie*, c'est-à-dire, un fait pathologique, parfaitement défini, indiscutable, ayant ses caractères propres, au même titre que, si au lieu de suicides, il s'agissait de telle ou telle maladie susceptible de se communiquer à un nombre indéterminé d'individus, et dont nul ne s'avise de révoquer en doute le caractère *contagieux*.

Comme toute autre épidémie, l'épidémie du suicide reconnaît des causes prédisposantes et occasionnelles; un début, une marche ascensionnelle et de déclin, une terminaison. Comme le choléra, la fièvre jaune, la peste, le typhus, les fièvres éruptives, etc, elle naît sur le sol ou bien elle est importée. Elle ne frappe que sur un nombre déterminé d'individus, sans interrompre les autres maladies qui sévissent d'ordinaire, sur les contrées où elle règne pendant un espace de temps variable. Enfin elle cède à l'emploi de certains moyens appropriés.

Ces divers points feront successivement l'objet de ce travail.

# I.

*Le suicide « épidémique »* envisagé comme maladie pure et simple, a, pour ainsi dire, de nombreux
antécédents, si l'on veut bien ne pas perdre de vue
ce fait, que toutes les affections nerveuses sont liées
les unes aux autres par une parenté plus ou moins
étroite. Il serait exact de dire que l'existence d'épidémies d'hystérie, de convulsions, d'extases, de chorée, etc... de désordres intellectuels divers, conduit
nécessairement à admettre des épidémies analogues
de suicide, attendu que le point de départ est identique pour tous ces états morbides, lesquels si on y
regarde de près, ne sont en réalité que des branches
d'un même tronc : *l'état névropathique.*

Si elles diffèrent entre elles, c'est uniquement *par
la forme*, laquelle dépend de la portion du système
nerveux qui est atteinte dans son fonctionnement ou
dynamisme, ce qui explique cette susceptibilité de se
transformer les unes dans les autres, de se substituer
réciproquement en raison des liens intimes, qui réu-
nissent toutes les parties du système nerveux céré-
bro-spinal.

Or, l'histoire est pleine d'épidémies du genre de
celles dont nous venons de parler. Nous nous contenterons d'en dire quelques mots en ayant soin de
passer du simple au composé, ce qui permettra de
saisir les rapports de consanguinité qui unissent ces

affections à la plus complexe de toutes *à la folie*, et en particulier à l'acte du *suicide*.

## § 1ᵉʳ.

Il est peu de lésions de la motilité desquelles, depuis les plus insignifiantes jusqu'aux plus graves, ne s'échappe comme un effluve de contagiosité. Qu'il nous suffise de rappeler l'extrême facilité avec laquelle, ce qu'on nomme *des tics*, c'est-à-dire, les vibrations involontaires de certains muscles du visage se communiquent d'un individu à un autre ; le malaise qu'on éprouve parfois quand on s'efforce de ne pas les reproduire.

Un des faits les plus curieux, en ce genre est celui que M. Prosper Lucas (1) rapporte, d'après Hecquet.

A la Nouvelle-France, une fille entra à l'Hôtel-Dieu pour un hoquet continuel et violent, dans lequel elle imitait assez bien le jappement d'un chien. Elle souffrait beaucoup par le mouvement continuel du diaphragme, et par une secousse forcée des intestins, qui lui permettait à peine de prendre quelques gorgées de bouillon pour se soutenir ; il y avait dans la salle, où on la plaça, quatre autres filles affectées de diverses maladies : trois jours après l'entrée de cette fille, on entendit les quatre autres hoqueter dans leur lit ; elles étaient attaquées de la même manière, avec les mêmes symptômes. Le cinquième jour, celle qui était entrée avec le hoquet fut guérie ; mais les quatre autres le conservèrent, avec des convulsions terribles, qui s'y joignaient toutes les demi-heures, et qui se terminaient par un état léthargique qui durait un

(1) De l'imitation contagieuse ou de la propagation sympathique des névroses et des monomanies. Prosper Lucas. Thèse, 1833, p. 12.

quart d'heure. Ces accidents durèrent huit jours, avec la même violence. Alors on prit le parti de placer chaque malade à part, dans une chambre, où elles ne pussent ni se *voir*, ni *s'entendre*. Après quoi on les menaça de leur donner la discipline, si elles continuaient : le remède opéra, et, dès cet instant, elles furent délivrées du hoquet et des convulsions, qui ne reparurent plus.

Le même auteur (1), rapporte, d'après *Friend*, cet autre exemple non moins curieux :

L'année dernière (1770), durant l'été, deux familles de Blackthorn, dans le comté d'Oxford, furent affligées d'une maladie, dont on n'avait point ouï parler jusqu'alors. On entendait les enfants de ces deux familles aboyer comme des chiens. Un si étrange accident surprit tout le monde, et M. Willis, très-habile médecin, pour s'assurer de la chose, alla voir une de ces familles. Voici, en propres termes, ce que j'en ai appris de lui-même :

« Dans la famille que j'allai voir, il y avait 5 filles attaquées du mal, qui faisait tant de bruit dans tout le pays. En arrivant dans le village, j'entendis de fort loin leurs cris, et lorsque je fus entré dans la maison où elles étaient, je remarquai qu'elles branlaient la tête avec beaucoup de violence; il ne paraissait aucune convulsion sur leur visage, si ce n'est qu'elles bâillaient fort souvent; elles avaient le pouls bon : on s'apercevait seulement, qu'à la fin de leur mal, il devenait un peu plus faible. Leurs cris ne ressemblaient pas tant au bruit que font les chiens, quand ils aboient, qu'à celui qu'ils font quand ils hurlent ou quand ils se plaignent; ils étaient plus fréquents que ne sont alors ceux des chiens. Les malades poussaient comme autant de sanglots, à chaque respiration. Elles étaient 5 sœurs à qui ce mal avait pris, quoiqu'elles fussent d'un âge très-différent; car la plus jeune n'avait que 6 ans et la plus âgée en avait environ 15. Quelquefois elles avaient de bons intervalles, pendant lesquels elles pouvaient s'entretenir, et alors elles avaient l'usage de tous leurs sens; quelquefois le mal revenait tout à coup :

(1) Prosper Lucas, Thèse citée, p. 19.

elles se mettaient à hurler comme auparavant, jusqu'à ce que, les forces leur manquant, elles tombaient comme d'épilepsie, sur des lits qu'on leur avait étendus à terre. Pendant quelque temps elles demeuraient couchées dans un profond silence, puis les esprits venant à s'agiter de nouveau, comme auparavant, elles se frappaient la poitrine et d'autres parties du corps, et *tourmentaient celles qui étaient auprès d'elles.*

Je ne dis rien dont je n'aie été témoin, et sans cela je ne pourrais croire une chose si extraordinaire. La grande jeunesse de ces filles, le désintéressement de leurs père et mère, et leur état, ne permettent pas de soupçonner en cela aucun artifice. »

Les phénomènes que nous venons de signaler s'écartent très-peu de l'état morbide. Ce caractère, ils l'empruntent tout entier à la disposition particulière dans laquelle se trouve l'individu, disposition qui fait qu'*involontairement* il reproduit les mouvements dont il est témoin.

Cette remarque a son importance en ce sens qu'elle se rapporte à un état, pour ainsi dire embryonnaire de psychologie morbide, sous l'enveloppe d'une lésion de la motilité. Au fur et à mesure que nous avancerons dans cette étude, nous verrons ce même état morbide se développer, s'étendre des organes dans lesquels les facultés instinctives, les sentiments frustes ou raisonnés, la volonté, enfin l'intellect proprement dit, prennent leur origine.

Des phénomènes dont nous venons de dire quelques mots, à l'état convulsif, aux grandes névroses, (hystérie, chorée, épilepsie, catalepsie), le passage est facile, attendu qu'après tout, en dépit des apparences, la nature du mal est essentiellement la même;

il peut y avoir, et il y a, en effet, une différence de quantité mais non de qualité.

Dans les grandes réunions de femmes atteintes d'affections névropathiques variées, on pourrait dire que les épidémies y sont à l'état permanent. Sous l'action possible, présumée, de certains états atmosphériques ou par l'explosion subite, inattendue, d'une attaque chez une des pensionnaires, il est bien rare que plusieurs autres ne soient pas prises également de leur mal. Au premier cri *initial* poussé par un épileptique dans une salle assez grande pour contenir plus de quarante lits, une quantité d'autres font écho à l'instant même.

Ce n'est pas seulement de malades à malades que les névroses ont une singulière tendance à se répéter, mais encore de malades à des sujets jusque là indemnes de tout mal, se trouvant (disons le tout de suite, tout en nous réservant d'insister plus tard sur ce point important) sous l'influence plus ou moins proche d'une prédisposition héréditaire ou autre. Suivant Esquirol (1) « la vue d'un accès d'épilepsie suffit pour rendre épileptique une personne bien portante. » Louyer Villermay rapporte (2) « qu'une jeune hystérique ayant été entourée au moment de son accès par plusieurs dames, dès le soir, deux de celles-ci furent affectées de la même maladie, dont elles n'avaient, jusqu'alors, ressenti aucune atteinte.

(1) Esquirol. Dictionnaire des sciences médicales, art. Epilepsie.
(2) L. Villermay. Dictionn. des sciences médicales, art. Hystérie.

« L'an 1415, dit Dionis, il arriva dans l'église des Cordeliers de Toulouse, un accident digne de remarque. Un religieux, disant la messe, après l'élévation du calice, comme il faisait la génuflexion ordinaire, demeura raide et immobile, les yeux ouverts et élevés vers le ciel. Le frère qui servait la messe, le voyant trop longtemps en cet état, l'ayant secoué plusieurs fois par sa chape, il n'en resta pas moins dans la même immobilité. Ceux qui entendaient la messe, s'en étant aperçus, il se fit une grande rumeur dans l'église, tout le monde criait au miracle : mais un médecin nommé Natalis, s'étant approché du religieux et lui ayant tâté le pouls, dit qu'il n'y avait point de miracle à cela, et que ce n'était qu'une maladie de ce moine, fort difficile à guérir. On l'enlève sur cela de l'autel, et on y en met un autre pour achever la messe, ainsi qu'il est ordonné par le rituel; mais à peine a-t-il achevé l'oraison dominicale, que le voilà frappé du même saisissement, en sorte qu'il fallut aussi l'emporter. Cependant, il fallut achever la messe; tous les moines effrayés osaient à peine regarder l'autel; enfin, on en choisit un des plus vigoureux pour l'achever. L'opinion des médecins fut, à l'égard du premier, qu'il avait été frappé d'une maladie, qu'ils appellent *catalepsie ;* et pour le second, que ce pouvait être un effet de sa pensée et de son imagination blessée » (1).

## § 2*.

Il est une grande classe d'accidents névrosiques, qui, assimilables aux précédents par certains côtés, en diffèrent par une aggravation inattendue.

Cette aggravation consiste en ce que tel ordre de facultés cérébrales qui jusqu'ici semblaient avoir été à peine touchées par la maladie, subissent des perturbations qui arrachent le malade à lui-même, le privent de son libre arbitre, etc.

(1) Extrait des Annales de la ville de Toulouse, par M. G. de la Faille, ancien capitoul de Toulouse, imprimé à Toulouse en 1687.

On comprend que nous voulons parler de ces névroses complexes qui intéressent tout à la fois, toutes ou presque toutes les synergies nerveuses, non plus seulement la motilité, mais la sensibilité, les affections, l'intellect proprement dit, la volonté, en un mot tout ce qui constitue l'homme moral. Nous avons nommé l'hystérie et l'épilepsie, cette dernière particulièrement.

Ainsi donc, dans les cas que nous venons d'indiquer nous voyons la cause, en vertu de laquelle la maladie se propage, se répercute d'un individu à un autre, (et cet autre dans beaucoup de cas s'appelle *légion*), atteindre son maximum d'action, frapper un même système d'organes dans tous ses modes d'activité à la fois, depuis les plus élémentaires jusqu'aux plus transcendants.

Nous prions le lecteur de ne pas oublier ce que nous venons de dire; nous y reviendrons bientôt lorsque nous aurons à nous expliquer ce qu'il faut entendre par ces mots : imitation, contagion si usités mais si vagues et si creux qu'ils n'expliquent absolument rien en réalité.

Ni l'hystérie, ni l'épilepsie, non plus que la chorée, n'impliquent un trouble cérébral réel, effectif, actuel, les sujets qui en sont atteints peuvent, pendant de nombreuses années, dans l'intervalle de leurs accès, jouir de toute la plénitude de leurs facultés mentales; mieux que cela, il est d'observation que beaucoup d'autres jouissent de facultées exceptionnelles, et l'histoire nous montre les plus éminentes facultés marcher de pair avec les accidents névrosiques les plus graves.

Mais il ne faut pas oublier, non plus, que les attaques nerveuses sont presque toujours précédées, suivies, de troubles moraux rapides, intantanés, au point de n'être qu'*à peine entrevus* : c'est ainsi que des terreurs vagues, sans motifs, des peurs (c'est le mot dont les sujets se servent volontiers) des visions, des hallucinations de l'ouïe précèdent l'attaque de quelques secondes. Plus rarement, mais encore assez fréquemment, ce sont de véritables conceptions délirantes, des idées fixes, des impulsions souvent fort dangereuses contre eux-mêmes ou autrui.

Il y a quelques années, M. X..., âgé de 22 à 23 ans, habitant la province, se présente à la consultation, accompagné de son père. Il raconte ainsi lui-même son histoire :

Je suis sujet au mal d'épilepsie depuis mon enfance. Mes attaques reviennent assez irrégulièrement toutes les cinq ou six semaines. Je n'ai point de vertige dans l'intervalle, mes facultés intellectuelles n'ont encore reçu aucune atteinte.

Mais, ce qui vient de m'arriver, m'inspire aujourd'hui les craintes les plus vives et voilà pourquoi M. le docteur d'A..., m'a conseillé de venir prendre votre avis.

Il a quelques jours seulement, un de mes plus intimes amis vint me voir dans la soirée. Nous parlâmes d'affaires et d'autres choses et, comme de coutume, nous ne fûmes pas toujours d'accord, mais sans que ni lui ni moi ayons apporté la moindre aigreur dans la discussion, nous nous séparâmes assez tard, les meilleurs amis du monde.

Je me disposais à me mettre au lit, lorsque réfléchissant à la conversation qui venait d'avoir lieu, je me sentis pris d'une irritation anxieuse, de colère sourde; mes yeux étant tombés par hasard sur un couteau poignard, qui se trouvait sur mon bureau et qui me servait de couteau à papier, je m'en empare, je franchis la porte de mon appartement et je me dirige à la course vers la maison qu'habitait mon ami, avec la ferme résolution de le tuer. Je sonne... on tarde quelque peu à venir et au moment même où la porte s'ouvre, je tombe foudroyé par une violente attaque. Mon ami, qui connaissait mon mal, me donne les premiers soins et me reconduit chez moi (1).

Ces désordres moraux se rencontrent également, mais transitoirement après l'attaque.

Il n'est pas rare encore de voir ces mêmes désordres se perpétuer, marcher de conserve avec les attaques, et dans beaucoup de cas se substituer à elles.

Ce fait de substitution d'une maladie morale à un état nerveux s'observe fréquemment dans les asiles et avec des caractères tellement précis, distincts à tous égards, symptomatologie, terminaison, traitement, etc... que mon père a cru devoir en faire une classe à part des maladies mentales sous le nom de *Folie hystérique*, *névropathique* (2).

Au point de vue où nous nous sommes placés, ce qui nous intéresse le plus, c'est de voir que la *cause contagionniste* s'opère tantôt isolément sur la motilité, tantôt sur les fonctions morales d'un même individu.

Nous n'aurions que l'embarras du choix, si nous voulions emprunter aux annales de la science des exemples de cette réunion sur une même tête de ces troubles psycho-organiques généraux ou partiels.

(1) Observation recueillie par mon père.
(2) De a folie névropathique, par le D<sup>r</sup> Moreau de Tours. Paris 1869.

Rappelons seulement quelques-unes des épidémies les plus connues et dont le récit, dû à des hommes compétents, doit nous inspirer toute confiance :

Une épidémie de *Danse de Saint-Guy*, éclata en Allemagne, vers 1374, à l'époque où les dernières atteintes de la peste noire se faisaient encore sentir... « des bandes d'hommes et de femmes, réunis par un égarement commun, se répandaient dans les rues et les églises, où ils donnaient un spectacle bien singulier au peuple. Ils formaient des cercles, où, se tenant par la main, et en apparence hors d'eux-mêmes, ils dansaient avec fureur, sans honte devant les assistants, jusqu'à ce qu'ils tombassent épuisés. Alors ils se plaignaient d'une grande angoisse, et ne cessaient de gémir que lorsqu'on leur serrait fortement le ventre avec des linges. Ils revenaient à eux et restaient tranquilles jusqu'à un nouvel accès. Cette constriction de l'abdomen avait pour but de prévenir la tympanite, qui se développait après ces terribles convulsions. On obtenait aussi parfois le même résultat, à l'aide de coups de pieds et de coups de poings. D'autres malades se serraient, dès avant l'accès, pour empêcher la tympanite. Pendant la danse convulsive, ils ne voyaient pas, n'entendaient pas ; les uns avaient des apparitions de démons, les autres apercevaient les anges et l'empyrée. Quand la maladie était complètement développée, elle commençait souvent par des convulsions épileptiques. Les malades tombaient sans connaissance et écumants, puis ils se relevaient et recommençaient leur danse forcenée » (1).

Vers la fin du XVᵉ siècle éclata la célèbre épidémie dite des *Nonnains* qui envahit rapidement tous les couvents de femmes d'Allemagne et de Hollande.

M. P. Lucas, en cite quelques exemples extraits de Simon Goulard.

... « Dans certains couvents, les nonnes, dit cet auteur,

(1) Hecker' chorée, Maladie épidémique du moyen-âge.
Moreau.

2

tressaillaient et beslaient comme brebis, ou faisaient des cris
horribles. Quelquefois, elles étaient poussées hors de leur
chaire au temple. Cette étrange calamité dura l'espace de
dix ans. Et, disait-on, qu'une jeune nonnain qui, sur le con-
seil du diable, s'était enfermée au couvent, en était cause.
Elle y devint comme furieuse et montra à chacun des horribles et étranges spectacles. Le mal se glissa comme une
peste en plusieurs autres nonnains » (1).

« Au couvent de Kentorp, en la côte de la Marche, près
Haucône, un peu devant leur accès, elles poussaient de la
bouche une puante haleine, qui continuait parfois quelques
heures. En leur mal, aucune ne laissait d'avoir l'entende-
ment sain, d'ouïr et de reconnaître ceux qui étaient autour
d'elles, encore qu'à cause des convulsions de la langue et de
la respiration, elles ne pussent parler durant l'accès, où
étaient les unes plus tourmentées que les autres : mais, *ceci
leur était commun : que aussitôt que l'une était tourmentée, au seul
bruit, les autres séparées en diverses chambres, étaient tourmentées
aussi.* » Sur la parole d'un devin, elles se crurent empoi-
sonnées par leur cuisinière.

« Le diable, ajoute l'auteur, les induisit à s'entre mordre,
entrebattre et jeter par terre les unes les autres, ce qu'elles
faisaient sans aucun mal et aussi facilement que si elles
eussent jeté des plumes ; tellement qu'elles s'aperçurent bien
que leur volonté n'était en leur puissance. Quand on les em-
pêchait de frapper, ou autres violences, elles se tourmentaient grièvement, et sitôt qu'on les laissait faire, elles s'en-
tremordaient sans toutefois sentir leurs blessures » (2).

D'après Goulard, quelques-unes de ces femmes
auraient eu plus tard des attaques d'épilepsie et même d'aliénation mentale.

Est-il besoin d'ajouter à ces faits les épidémies
célèbres de Loudun et de Saint-Médard, toutes deux

(1) Simon Goulard. Trésors d'histoires admirables, t. I, p. 142.
(2) Simon Goulard. Ouvrage cité, p. 142.

marquées si profondément du sceau de la contagion?

Dans la première, signalons cet incident que non
seulement le mal s'étendit rapidement aux religieuses du couvent mais encore passa de la commu-
nauté aux filles séculières, de la ville, gagna les lieux
voisins et s'approcha de proche en proche jusque
dans le Languedoc.

Nous ne pouvons résister à l'envie de citer encore
un dernier fait qui atteste combien tout état morbide
du système nerveux a de tendance à se reproduire
d'un sujet à un nombre indéfini d'autres sujets, en
vertu de conditions physiologiques et pathologiques
que nous aurons à apprécier bientôt, exactement
oserai-je dire, comme plusieurs corps vibrent simul-
tanément en vertu de certaines lois harmoniques
résultant de leur composition moléculaire.

Un fait très-extraordinaire de somnambulisme a eu lieu le
17 juillet matin, dans l'établissement de MM. Auteroche :
nous reproduisons textuellement la lettre écrite à plusieurs
parents par ces messieurs :

Un de nos chers enfants, en état de somnambulisme, a
communiqué à plusieurs autres de ses camarades cette inex-
plicable indisposition. Nous avons d'abord usé, pour les re-
nouveler, de tous les moyens connus, mais sans aucun succès.
Pour nous assurer que ce n'était point par similitude ou cal-
cul, que ceux qui s'employaient très-activement à contenir
leurs condisciples se laissaient successivement aller au sommeil, nous avons fait lire à plusieurs d'entre eux les livres et
les yeux fermés, à des pages déterminées. Convaincu par cette
épreuve, ainsi que les nombreux témoins qui pouvaient à
peine en croire leurs yeux et leurs oreilles, M. le professeur
de mathémathiques, le plus incrédule de tous, a fait plusieurs
fois la même expérience et a obtenu le même résultat, tou-

jours au grand étonnement des assistants. Le médecin, M. Rigal, que nous avions fait appeler aussitôt (nous avions aussi fait appeler M. Lavort qui était en voyage), après avoir passé plusieurs heures au milieu de nos enfants, nous a dit qu'il était indispensable de les isoler tous sur le champ, et de les envoyer pour quelques jours à leurs parents, qui auraient à leur faire prendre des bains et force récréations, attribuant à la vigueur de leur santé, à une abondante nourriture et surtout à leur application soutenue, l'état nerveux dans lequel ils n'ont cessé de parler littérature, d'histoire, d'anglais, d'allemand, d'histoire naturelle, de mathématiques, d'arpentage, de dessin linéaire, etc., etc., avec une portée et une précision étonnantes. L'un d'eux a mesuré très-exactement la surface de la première cour : l'heure de la prière arrivée, l'un d'eux a proposé de la faire : ils l'ont commencée aussitôt. Un professeur leur ayant imposé silence : l'impie ! l'impie ! l'impie ! se sont-ils écriés tous ; il veut nous empêcher de prier ; nous ne voulons plus d'un maître impie ; nous le dirons à ces messieurs. Ils ont continué avec irritation : l'impie ! et le professeur a été obligé de s'éloigner ; il nous a semblé prudent de suivre l'avis du docteur. Ceux que les différents professeurs accompagnaient chez leurs correspondants, et qui s'en allaient dans la rue, demandaient avec étonnement : où nous conduisez-vous ? Effrayés par la pensée qu'ils étaient exclus, ils assuraient que ces messieurs étaient très-contents de leur conduite et de leur travail, qu'ils voulaient être ramenés à l'établissement ; ils ne se rassuraient que lorsqu'ils connaissaient la cause de leur sortie. La rentrée aura lieu lundi prochain 22 juillet. (*)

## § 3ᵉ.

Nous avons à étudier, maintenant, des faits d'une importance majeure, eu égard au but que nous poursuivons.

L'aliénation mentale, les troubles intellectuels purs, dégagés de toute lésion névropathique, n'est

(1) *L'Ami de la Charte*, 17 juillet 1833.

pas moins tributaire de l'action contagionniste que les anomalies les plus élémentaires, les moins compliquées de l'appareil nerveux.

En d'autres termes et quelque paradoxal que cela paraisse, il est vrai de dire que, placé dans certaines conditions physiologiques, tout homme est susceptible de folie transitoire, c'est-à-dire de perdre subitement la conscience de lui-même, son libre arbitre, exactement comme à la vue d'un autre homme qui bâille ou dont les muscles du visage sont agités de mouvements convulsifs, il ne peut résister à l'envie de bâiller à son tour ou au besoin de faire les mêmes grimaces.

Avant d'en venir aux exemples, deux mots de réflexion sur le fait général en lui-même.

La folie confirmée, c'est-à-dire dans sa période d'état, se scinde, comme chacun sait, en plusieurs parties auxquelles une appellation différente a été donnée.

Pour nous en tenir aux grandes divisions qui se sont pour ainsi dire imposées d'elles-mêmes aux observateurs, nous trouvons d'abord le *délire général* et le *délire partiel*. Nous ajouterons la *démence*, mais pour mémoire seulement, attendu que ce dernier état mental qui comprend les deux genres précédents, n'est autre qu'un état d'affaiblissement plus ou moins prononcé des facultés intellectuelles et morales, au sein duquel on voit souvent surnager les idées fixes délirantes qui caractérisent le délire partiel.

Le délire partiel, par les nombreuses subdivisions auxquelles il se prête, résume en lui toute la science psychiatrique proprement dite. Les formes en sont variables comme les pensées mêmes qui germent dans l'intelligence, comme dans les divers modes d'émotivité propres à chacun de nous.

Certaines formes, préférablement à toutes les autres, méritent de fixer notre attention: ce sont celles dans lesquelles l'élément instinctif, sentimental, passionnel prédomine sur le désordre de l'intellect proprement dit. En effet, tous les genres de folie ne sont pas empreints au même degré du cachet de la contagion, et nous verrons bientôt qu'en y réfléchissant, on est naturellement amené à admettre ces différences.

La monomanie homicide se distingue entre toutes les autres espèces de délire par son influence contagieuse. Nous grossirions cette thèse outre mesure, si nous rapportions tous les faits de contagion recueillis par les auteurs depuis qu'un aliéniste célèbre, il y a une quarantaine d'années, Esquirol, et après lui son élève à la Salpêtrière, Georget, ont attiré l'attention sur ce point de pathologie mentale.

Rappelons-en maintenant quelques-uns.

Un homme mélancolique assista au supplice d'un criminel. Ce spectacle lui causa une émotion si profonde, qu'il fut saisi tout à coup du désir le plus véhément de tuer, et, en même temps, il conservait l'appréhension la plus vive de commettre un tel crime. Il dépeignait son déplorable état en pleurant amèrement, et avec une confusion extrême. Il se frappait la tête, se tordait les mains et criait à ses amis de se sauver. Il les remerciait de la résistance qu'ils lui opposaient (1).

Après le double meurtre commis par Papavoine, une dame d'un rang très-élevé, ayant eu la curiosité de visiter le lieu où l'assassinat avait été commis, fut prise à l'instant même de monomanie homicide (2).

Ecoutons maintenant ce que dit Georget après le meurtre commis par Henriette Cornier :

Jamais, dit-il, il n'est venu à ma connaissance autant de faits de monomanie homicide que depuis que les journaux répètent sans cesse les détails des dernières affaires où il a été question de cette maladie, et en particulier de celle d'Henriette Cornier. En peu de temps M. Esquirol a été consulté pour trois cas de ce genre. Un mari a subitement été pris du désir de tuer sa femme, quoiqu'il n'eût contre elle aucun sujet de mécontentement. Sa raison conservait encore assez d'empire, lorsqu'il a consulté M. Esquirol, pour sentir la nécessité de rester éloigné de chez lui jusqu'à parfaite guérison. — Une dame, quelques jours après le jugement de l'affaire de Cornier, a été tourmentée par l'*Idée* de tuer un de ses propres enfants. Cette malade est maintenant à Charenton. Une autre dame, également mélancolique, depuis quelque temps est sans cesse assaillie par l'idée qu'elle doit tuer quelqu'un ; elle dit sans cesse : J'ai envie de tuer. Je tuerai mon mari, j'égorgerai l'enfant de mon fils ; je suis une méchante, etc. Elle croit quelquefois avoir commis ces actes, et craint qu'on ne vienne la chercher pour la conduire au supplice. — M. Serres a communiqué dernièrement à M. Esquirol l'exemple d'une femme qui, peu après avoir entendu le récit de l'homicide commis par H. Cornier, a éprouvé pendant quelques semaines une violente impulsion à tuer son enfant ; elle entendait une voix qui lui commandait cet attentat (3).

En 1825, il n'était question à Paris, dit Morel, que du

(1) Gall. Fonctions du cerveau, t. IV, p. 99.
(2) *Globe*, t. IV. p. 4.
(3) Georget. Discussion médico-chirurgicale sur la folie, p. 111.

meurtre commis sur un enfant par la fille Cornier ; on sait
le retentissement qu'eut cette déplorable affaire. Bientôt les
asiles d'aliénés reçurent diverses femmes atteintes de la même
et déplorable tendance homicide. L'une d'elles était un jour
à laver du linge à la rivière, des femmes lui avaient fait l'histoire de la fille Cornier. Elle se retira sans aucune impression
fâcheuse ; mais le lendemain, voyant son fils aîné auprès
d'elle, elle devint inquiète, agitée ; elle entendit *quelque chose*,
ce sont ses propres expressions, qui lui avait dit : *Prends-le,
tue-le* (1).

Que l'on nous permette maintenant quelques
remarques à propos de la monomanie homicide, qui
mettront en relief sa grande analogie avec le délire
suicide.

Il est vraiment étrange de voir avec quelle déplorable facilité l'idée du meurtre surgit dans le cerveau de certains aliénés, et même chez des personnes
jusque là exemptes de toute espèce de désordre
mental. Dans ces cas extraordinaires, l'idée homicide
paraît constituer à elle seule toute la maladie. Elle
est, ou tout au moins paraît être le résultat d'une véritable génération spontanée. on ne saurait découvrir son origine, le pourquoi de son existence, de son
apparition instantanée (2).

Le malade se sent tout à coup envahi par l'idée
de tuer. Sa conscience se révolte, il essaie de lutter,
elle devient plus pressante, il reconnaît bientôt son

(1) Morel. Traité des maladies mentales, p. 241.
(2) On verra, lorsque nous traiterons du délire suicide, pourquoi
nous nous exprimons sous la forme dubitative, car en réalité, dans
ces cas, le délire est aussi complet que dans les cas en apparence
plus compliqués.

impuissance, il implore aide et protection contre lui-même.

Il y a une dizaine d'années, M. X... se présente chez mon père, porteur d'une lettre de recommandation :

Docteur, s'écrie-t-il en remettant sa lettre, sauvez-moi ; je suis l'homme le plus malheureux de la terre. Depuis quelques jours, je suis poursuivi par d'horribles idées, si horribles que je n'ose vous les avouer. Docteur, examinez-moi bien ; dites-moi si j'ai l'air d'un assassin ou d'un homme qui est sur le point de le devenir. Non, n'est-ce pas ? Eh bien ! j'ai envie de tuer ma femme et mes deux enfants : Et Dieu sait si je les aime, si je les adore ! Je suis fou, n'est-ce pas ? bien fou ? et c'est pour cela que mon vieux camarade m'a envoyé vers vous. Vous me débarrasserez de ces abominables idées sans perdre de temps, car j'ai une peur atroce d'y succomber. Je ne puis me mettre à table sans avoir la pensée de les égorger toutes les trois ; mon couteau me tremble dans la main... Je prétexte un malaise, un besoin subit et je quitte précipitamment la table ; ma tête est brûlante, le grand air me soulage un peu.

M. X... est ancien militaire. Il occupe en province un emploi qui lui donne les moyens de vivre honorablement et dans l'aisance. Il n'a, dit-il, jamais été si heureux de la vie, son intérieur est calme, paisible ; il s'occupe à ses moments de loisir de l'éducation de ses petites filles...... C'est dans ces conditions de bonheur ; c'est dans l'état de santé le plus florissant, car il n'a jamais été malade de sa vie, que *sans rime ni raison*, sans avoir ouï parler de crime extraordinaire, ne lisant que fort rarement les journaux, que tout à coup, un jour en se mettant à table avec sa famille, il s'est dit : « Si je leur coupais la gorge ? »... M. X... sent que cette idée devient chaque jour plus pressante, la peur d'y succomber est extrême ; depuis lors, plus de sommeil, plus de travail ; une idée, une seule l'obsède sans lui laisser un moment de repos, celle de tuer sa femme et ses enfants.

Vers la même époque, un autre fait absolument semblable s'est présenté. Un tailleur de pierres vint prier mon père de le faire admettre à Bicêtre. Il était, disait-il, poursuivi par l'envie de tuer son fils âgé de dix ou douze ans, avec un de ces lourds marteaux dont il se sert dans son métier. Il ne peut pas croire qu'il succombe jamais à une pareille idée, mais.... il a peur. Cet homme aimait beaucoup son enfant qui l'aidait dans ses travaux. Il jouissait d'une bonne santé, ne se grisait jamais.

Barbara Erkhow, paysanne, âgée de vingt ans, accouche après un an et demi de mariage d'un fils Stephan. Le 23 décembre, deux semaines après l'accouchement, son mari André va au village voisin, laissant à la maison sa femme, sa mère Daria Loukianowa et son grand-père Merkoud-Wassilew. Pendant que Barbara allaite son enfant, Daria fait du feu dans la poêle et quitte pour un moment la chambre ; Barbara qui n'y pensait pas un instant auparavant, jette tout à coup l'enfant au feu et se couche sur un banc. La belle-mère, rentrée dans la chambre, voit l'enfant dans le poêle et le retire immédiatement, mais l'enfant meurt dans ses bras. Arrêtée, Barbara ne peut expliquer son action. C'est quelque chose qui l'a saisie, et elle a jeté l'enfant au feu sans savoir pourquoi, automatiquement, sans y penser.

L'instruction a montré que déjà les derniers mois de sa grossesse, Barbara est devenue sombre, taciturne, refusait de prendre de la nourriture et se plaignait souvent des maux de tête. Du reste, elle assure avoir toujours été saine d'esprit ; aimée de son mari et de sa famille, heureuse en ménage, aimant son enfant, elle n'avait aucune raison pour commettre ce crime (1).

Sauder, âgé de 64 ans, concierge de l'école supérieure de Hambourg, généralement aimé et estimé comme un homme droit et honnête, se plaignait depuis quelques temps d'un affaiblissement de mémoire ; en outre, on remarquait qu'il avait par moments l'air étrange ; mais il n'avait jamais eu ni idées délirantes, ni hallucinations, et il était toujours parfaitement raisonnable. Une nuit, il se réveilla après une perte séminale (M. Brière de Boismont a vu aussi l'idée délirante surgir à l'occasion d'une perte séminale), et il lui vint à l'idée de tuer D... son beau-fils futur qui couchait dans la

(1) *Archives de médecine légale* (russe), juin 1866, p. 83.

même chambre que lui. Il se lève, prend sur la commode un rasoir et en porte un coup à la gorge de D... endormi ; celui-ci s'éveille, et parvient à s'échapper. Le médecin, chargé de faire un rapport sur l'état mental de Sauder, remarqua que, malgré sa lucidité, il se laissait facilement entraîner dans des digressions interminables, et parlant raisonnablement des détails, ne saisissait pas toute la gravité du crime qu'il avait commis ; en conséquence, le médecin diagnostiqua un commencement de démence sénile (1).

Augustine Veyssiére, âgée de vingt ans, de taille moyenne, d'un embonpoint modéré, au teint assez pâle, avec une certaine rougeur des pommettes, à l'œil terne, sans expression, présentant l'aspect d'une fatigue extrême et d'une imbécillité très-prononcée, est généralement connue comme une femme très-pieuse, d'une conduite exemplaire, mais d'une intelligence bornée et d'un jugement de peu de portée. Elle a une cousine aliénée et un oncle idiot ; elle-même a été trois fois atteinte d'aliénation mentale, à un faible degré, à son premier accouchement, d'une manie puerpérale, d'une violence remarquable au second et d'une mélancolie au troisième. Elle devient sombre, taciturne, ne parle à personne, cherche la solitude, a l'air triste et rêveur, reste couchée des journées entières, et refuse de prendre de la nourriture ; en outre, le curé remarque une grande incohérence dans les idées. Le 28 septembre 1864, un incendie éclate dans la maison d'A. V. ; le toit est entièrement détruit et sous les décombres, on trouve le corps carbonisé de la petite Angèle, âgée de deux ans, fille d'Augustine V. L'examen du cadavre permet de constater que l'enfant avait succombé avant l'incendie, étouffée par un énorme tampon de linge introduit dans la bouche. Augustine V... était rencontrée dans la cave, dans une cuve, évanouie et sa chemise brûlée. Elle-même devait infailliblement périr victime de l'accident, car elle baignait, ainsi évanouie et en chemise, dans une assez grande quantité d'eau.

Soupçonnée immédiatement d'être l'auteur du double crime et interrogée, elle a tout de suite reconnu avoir

(1) L. Meyer. Allgem. Zeitschr. f. Psych., 1862, XIX, p. 293.

d'abord étouffé l'enfant, puis avoir allumé le feu à la maison.

M. Bonnefons, chargé de faire un rapport sur son état mental, diagnostiqua une imbécillité lypémaniaque, et prouva qu'Augustine V..., en tuant son enfant et en mettant le feu à la maison, avait agi sous l'impulsion irrésistible d'une manie instinctive (1).

B..., cultivateur des environs de Landshut, âgé de plus de 70 ans, mais parfaitement conservé au physique comme au moral, est connu comme un homme probe, laborieux et intelligent. Ayant pris un valet de ferme, il en fut bientôt mécontent et résolut de le renvoyer. Il l'en prévient à temps, et le paya la veille du départ sans lui adresser aucun reproche. La journée se passa tranquillement. Le lendemain comme le valet allait quitter la ferme après le déjeuner, R...fumant sa pipe, conçut tout à coup l'idée de se venger du valet en le tuant. S'emparant d'un fusil déjà chargé, il se rend au vestibule et se cache dans une armoire devant laquelle le valet devait passer. Mais comme celui-ci revint avec les autres domestiques, B... qui risquait de frapper une autre personne, remonte dans sa chambre et de là il ajusta, avec le plus grand soin, le valet qui était à table et le tua. *Pendant tout ce temps, l'idée du mal que lui avait fait le valet, occupait toute sa pensée et ne laissait de place à aucune autre.*

Après le meurtre du valet, sans s'occuper des cris et sans répondre aux interpellations, il se rendit dans la chambre de ses enfants qu'il aimait tendrement, s'empara d'un marteau et en assomma son fils endormi. Il s'approche ensuite du lit de sa fille dont les supplications ainsi que la faible résistance ne l'empêchent pas de lui asséner plusieurs coups sur la tête jusqu'à ce qu'il la croie morte. Ces meurtres commis, il se remet de son propre gré aux mains de la justice. Il fut enfermé dans la maison de force à Munich, où il succomba au bout d'une année dans un état de démence bien caractérisée (2).

(1) Rapport médico-légal sur l'état mental d'Augustine Veyssière. *Ann. méd, psych.*, 1868, p. 77.
(2) Marc. De la folie, t. II, p. 117.

Pour le moment, nous nous contenterons de faire remarquer que l'impulsion homicide, ainsi que le démontrent les faits précédents, naît principalement et d'abord chez des individus dont l'état d'aliénation ne fait l'objet d'aucun doute : que chez ceux-ci l'idée du meurtre suivie ou non d'exécution n'est en quelque sorte qu'un des éléments du délire général, un accident mêlé à une foule d'autres conceptions délirantes.

On le rencontre encore chez des individus non actuellement aliénés, mais qui l'ont été ou qui le sont devenus après l'acte homicide.

Enfin on le trouve chez des individus chez lesquels le délire ne s'est jamais montré, qui au moment même de l'acte, ne donnaient aucun signe de trouble mental.

Pour les deux premières catégories, on n'éprouve aucune hésitation à considérer l'acte meurtrier comme entaché de folie, d'irrésistibilité.

Il n'en est pas de même pour ceux de la troisième catégorie. Nulle autre cause apparente que la cause contagionniste, qui à elle seule crée la pensée du meurtre !

C'est à tort, et nous verrons qu'ici comme pour le suicide, cette idée, cet acte, ne sont en réalité que le résultat d'un trouble mental. Les différences d'origine, dans la troisième catégorie, ne sont qu'apparentes, le même mécanisme engendre *l'idée fixe* chez tous. Le fait morbide est tout aussi explicable dans un cas que dans l'autre.

## II.

Nous venons de voir dans les pages qui précèdent qu'un lien étroit unissait entre elles toutes les affections d'origine névropathique : nous pourrions désigner ce lien sous le nom générique de *contagionnisme*, voulant indiquer par ce vocable que, depuis les plus élémentaires de ces affections, jusqu'aux plus complexes, toutes étaient susceptibles de se reproduire, de se propager d'un individu à un ou plusieurs autres, en vertu d'une influence mystérieuse (que nous apprécierons bientôt) qui, dans un autre ordre de faits pathologiques pourrait être assimilée à l'agent matériel, connu ou inconnu de la contagion en général.

Ce que l'on pourrait appeler la cause contagionniste, est, dans tous les cas, identique à elle-même, quelque variables que soient les formes sous lesquelles elle se révèle, alors qu'elle nous apparaît dans les plus simples perversions, troubles de la motilité, de la sensibilité, des désordres beaucoup plus effrayants des plus hautes facultés dont soit doué l'organisme humain.

### § 1er.

Nous avons parlé, en dernier lieu, de la contagiosité du délire homicide. Nous avons constaté avec

quelle facilité se gagnait une disposition d'esprit qui,
dans l'état ordinaire, eût tout d'abord paru grotesque
à force d'être atroce, et qu'une âme superstitieuse
n'eût pas hésité à attribuer à un esprit supérieur,
à Satan en personne.

Il nous reste à parler du meurtre de soi-même,
c'est-à-dire du *suicide*.

Nous sommes arrivés au point culminant de l'influence contagieuse, et l'on est, naturellement,
moins disposé à admettre qu'une cause aussi minime
en apparence, puisse avoir des effets plus terribles,
plus étranges encore, plus inexplicables que l'homicide, au meurtre de soi-même.

Cela est, pourtant, comme en font foi les très-
nombreuses épidémies de suicide que l'histoire a
enregistrées ; et ajoutons, comme le prouve encore
ce qui se passe de notre temps, comme l'affirment
tous les faits que la presse enregistre tous les jours,
et au grand étonnement de quiconque n'est pas pénétré des données que possède la science des maladies nerveuses.

« Etrange passion que celle du suicide ! s'écriait
il y a plus de quarante ans un auteur que nous avons
déjà eu occasion de citer, elle est contagieuse, elle
est même épidémique, elle est une des plus esclaves
de la loi d'imitation (1). »

Les exemples en fourmillent : il en est qui remon-
tent à la plus haute antiquité. Tel est celui rapporté
par Plutarque, des jeunes femmes et des filles de

(1) P. Lucas. Thèse citée, p. 28.

Milet. La guerre tenait les hommes éloignés : elles se pendaient à l'envi les unes des autres et se donnaient la mort jusque dans les bras de leurs gardes.

Les magistrats n'arrêtèrent cette épidémie qu'en ordonnant que toutes celles qui se seraient pendues fussent exposées en public nues et la corde au cou (1).

« Après l'invasion espagnole, les Péruviens et les Mexicains se tuèrent en si grand nombre, qu'au récit des historiens, il en périt plus par leurs propres mains que par le fer de l'ennemi (2). »

« Dans les guerre du Milanais, ce peuple impatient de tant de changements de fortune, prit telle résolution à la mort, que j'ai ouï dire à mon père qu'il y vist tenir compte de bien vingt-cinq maistres de maisons qui s'étaient bien défaits eux-mêmes en une semaine (3). »

En 1697 Mansfeld, en 1806 Rouen, en 1811 Stuttgard, au rapport de Sydenham ont été successivement visitées par des épidémies meurtrières de suicide.

A ces épidémies il faut ajouter celle d'Etampes observée par Pinel.

Les quelques faits qu'on vient de lire, et ceux qui nous raconterons tout à l'heure, prouvent que le suicide de toutes les maladies mentales, est le plus

_____

(1) Plutarque. Traité des vertus des femmes.
(2) Esquirol. Dictionn. des sciences médicales, art. Suicide.
(3) Montaigne. Essais.

éminemment transmissible par imitation, par contagion, etc.

## § 2.

Il est à remarquer qu'il est encore le plus fréquemment héréditaire.

Il est des malheureuses familles sur lesquelles pèse la double influence de l'hérédité et de la contagion.

Tous les auteurs en ont cité des exemples. En voici quelques-uns.

Une fille à la Salpêtrière, dans le service de M. Falret, a fait trois tentatives de suicide. Sa sœur s'était noyée quelque temps auparavant (1).

Le père de M..., domicilié rue Saint-Jacques à Paris, s'était donné volontairement la mort il y a quelques années. Son frère a également mis fin à ses jours par asphyxie, et lui-même avait tenté de se tuer au mois de janvier dernier. Dimanche il avait été se promener avec sa femme au cimetière Montparnasse. Au milieu de la nuit, il fut tout à coup saisi de violentes coliques : il avait avalé une forte quantité d'arsenic : il succomba au bout de peu d'heures (2).

Dans la famille de M. N***, dit Gall, l'aïeul, le grand-père et le père se sont suicidés...

....Une autre famille composée de sept frères, vivant au milieu de toutes les conditions de bonheur intérieur, de considération et de fortune, a vu tous ses membres se suicider dans l'espace de trente à quarante ans (3).

(1) *Annales médico-psychol.*, t. XII, p. 103.
(2) Falret. De l'hypochondrie et du suicide, p. 6.
(3) Gall. Fonctions du cerveau, t. IV, p. 346.

Moreau.                                          3

Un fait remarquable d'hérédité que mon père a
entendu raconter à Esquirol est le suivant :

Un riche négociant, d'un caractère très-violent, est père de
six enfants ; à mesure que ses enfants ont fini leur éducation,
il leur donne une forte somme d'argent et les éloigne de chez
lui. Le plus jeune, âgé de vingt-six à vingt-sept ans, devient
mélancolique et se précipite du haut du toit de sa maison ; un
second frère qui lui donnait des soins, se reproche sa mort,
fait plusieurs tentatives de suicide et meurt un an après des
suites d'abstinence prolongée et répétée. L'année suivante,
un autre frère a un accès de manie dont il guérit ; un qua-
trième frère, médecin, qui deux ans avant m'avait répété
avec un désespoir effrayant, qu'il n'échapperait pas à son
sort, se tue deux ou trois ans après ; une sœur devient d'a-
bord maniaque et fait mille tentatives de suicide ; le sixième
frère est à la tête d'un grand commerce, il eût fini comme
ses autres frères, s'il n'était retenu à la vie par ses enfants et
par sa femme qui est pour lui un ange tutélaire par ses soins
et sa tendresse..... quelques années plus tard, le malheureux se tuait ! !

## § 3.

Un autre caractère de suicide morbide, c'est d'atteindre un âge qu'épargnent généralement les autres
genres de névropathies mentales.

Esquirol a vu à la Salpêtrière une femme qui s'était jetée
dans la rivière à l'âge de neuf ans et qui s'y est jetée de nouveau à l'âge de quarante (1).

Un enfant de treize ans se pend et laisse un écrit qui com-
mence par ces mots : *Je lègue mon ame à Rousseau et mon corps
à la terre !* (2)

Le fils du sieur Permot, voiturier à Vaugirard, enfant de
douze ans et demi, fut envoyé par son père à l'écurie afin de

(1) Esquirol. Des maladies mentales, t. I, p. 286.
(2) Ibid., p. 239.

voir si les chevaux avaient la quantité de fourrage nécessaire pour la nuit. L'enfant obéit : un quart d'heure s'écoule, et il n'est pas revenu. Le père, surpris, l'appelle, et n'obtenant aucune réponse, il prend une lanterne et se rend lui-même à l'écurie ; mais à peine en a-t-il ouvert la porte qu'il aperçoit son enfant pendu à l'aide d'un bout de cordon au râtelier des chevaux. Heureusement ce malheureux en se débattant contre la mort, avait pu poser ses pieds sur le bord de l'auge, de sorte que l'asphyxie n'était pas complète, et le père s'étant hâté de couper la corde, il put être rappelé à la vie. Interrogé sur le motif qui avait pu le porter à attenter à ses jours, l'enfant répondit qu'il n'en avait aucun ; que cela lui avait pris tout à coup, et qu'il y avait été poussé par une force irrésistible (1).

Je fus appelé, il y a une douzaine d'années, pour donner des soins à une demoiselle de 14 ans et demi, qui venait de faire une tentative d'empoisonnement, en avalant plus de 30 grammes de laudanum. Elle avait beaucoup vomi et était encore dans un état de stupeur. Lorsque les moyens employés en pareil cas l'eurent rappelée à elle-même, je lui parlai avec tous les ménagements possibles de ce qui venait de se passer. « Je vous remercie, dit-elle, de tous vos bons soins, mais je ne regrette pas ce que j'ai fait. Ma mère et moi nous ne pouvons nous entendre; j'aime la lecture, les ouvrages sérieux, en un mot tout ce qui peut cultiver l'intelligence, et ma mère ne se complaît que dans les soins du ménage, les détails du pot au feu. Cette vie m'est insupportable, et s'il fallait qu'elle se prolongeât, j'aimerais beaucoup mieux être morte. » Tout cela était dit avec sang froid, résolution, et sans qu'il y eût la moindre hésitation dans ses paroles. Le dessein avait été aussitôt exécuté que conçu (1).

Reproduisons, sans attendre davantage les judicieuses réflexions dont M. Brierre de Boismont accompagne les quelques faits que nous venons de consigner ici :

(1) Extrait du *Moniteur parisien*, 23 août 1831.
(2) Brierre de Boismont. Du suicide, p. 73 Paris 1856.

« La mort volontaire, dans la jeunesse, étant presque toujours due à une manifestation instinctive, imprévue, c'est dans l'organisation, le caractère, qu'il faut en chercher l'explication. J'ai constaté le suicide chez des jeunes gens impressionnables, mobiles, naturellement rieurs ; je l'ai également observé chez des jeunes gens peu expansifs à la figure triste et mélancolique, aux regards empreints d'une sorte de résignation fataliste. Il est assez commun chez les jeunes filles légères, sans jugement, qui s'emportent pour un mot, un geste, regardent comme un malheur toute résistance à leurs caprices, n'écoutent ni avis, ni remontrances, n'en veulent faire qu'à leur tête ; celles que rien n'intéresse qui vivent dans un monde fantastique, en offrent aussi des exemples assez nombreux (1).

Le Dr Marc, raconte que, dans sa jeunesse, il éprouva un état qui mérite d'être noté et qui se reproduisait d'une manière périodique. Jouissant, d'ailleurs, d'une santé parfaite, il fut atteint, pendant trois ans, vers l'automne, d'un sentiment d'anxiété, accompagné d'un désir indéfinissable de terminer son existence, au point qu'il fut obligé de prier un de ses amis de le surveiller pendant la durée de ses accès qui, après s'être prolongés pendant plusieurs jours, se terminaient chaque fois par une hémorrhagie nasale. Cependant aucun des signes ordinaires de pléthore ou de congestion cérébrale ne s'était manifesté ; son teint était plutôt pâle et bilieux que coloré. La seule considération qui combattait énergiquement en lui cette disposition était la pensée du désespoir dans lequel il plongerait sa famille (2).

(1) Brierre de Boismont. Ouvr. cité, p. 429.
(2) Marc. De la folie considérée dans ses rapports avec les questions médico-judiciaires. Paris, 1840, t. II, p. 162.

Joséphine V..., apprentie fleuriste, âgée de 13 ans, perdit, il y a quelque temps, une jeune sœur qu'elle aimait avec idolâtrie; elle écrivit à ses parents quelques jours après que, ne pouvant supporter la mort de sa sœur, elle allait la rejoindre en mettant fin à son existence. Joséphine disparut, en effet, de son atelier, et ses parents avaient, pendant trois semaines, fait des recherches inutiles pour la retrouver, quand on est venu les avertir de la Morgue où ils avaient laissé leur adresse, que le corps de Joséphine venait d'être retiré du canal Saint-Martin (1).

On trouve dans le *Journal du Loiret* la relation de deux faits de suicide aussi étranges qu'affligeants qui se sont produits coup sur coup dans la commune de Girolles, à cinq jours d'intervalle, deux enfants ont été trouvés pendus de la même manière et dans les mêmes circonstances :

Le premier, âgé de 11 ans et demi, P. Ch. était d'un caractère vif et gai ; le jour même où il s'est donné la mort, il s'était montré très-content. il était d'ailleurs bien traité par ses parents qui n'ont qu'un autre jeune fils.

Le second, âgé de 14 ans, Per., avait, comme enfant de chœur, assisté à l'enterrement de P. Ch., et on l'avait entendu dire en plaisantant, « il faudra que je me pende aussi moi ». Il était venu pour se rafraîchir dans l'endroit où P. Ch., s'était suicidé ; la vue d'une corde, la conformité des lieux, lui aurait rappelé et fait réaliser la funeste idée qu'il avait exprimée (2).

Un enfant de 14 ans, s'est suicidé à Bazeille avec la carabine de son père. Son moral avait éprouvé quelque atteinte depuis un an à la suite d'une chute et la mort récente d'une de ses sœurs l'avait tellement affecté qu'il ne mangeait plus (3).

(1) *Droit,* 8 juin 1847.
(2) *Gazette des tribunaux,* 20 juillet 1847.
(3) *Espérance de Nancy,* 34 juillet 1848

Un enfant de 9 à 10 ans, aigri par quelques contrariétés insignifiantes, s'était laissé aller à l'idée de courir à la rencontre d'une voiture de place qui arrivait sur lui, et d'en finir ainsi avec l'existence. On a pu l'arracher à sa funeste résolution (1).

On écrit de Magdebourg, 17 octobre, qne l'avant-veille, dans la soirée, on avait amené au bureau de police de cette ville un petit garçon âgé de 5 ans, le fils d'un vitrier, qu'on venait de retirer de l'Elbe, dans lequel il s'était précipité, à cause des mauvais traitements dont sa mère l'accablait. C'est peut-être la première fois, qu'un enfant d'un âge aussi tendre a pris et exécuté la détermination de se suicider (2).

Je dois me borner pour le moment à cet exposé brut des faits se rapportant au suicide des enfants avant d'en venir aux déductions physiologiques et pathologiques que nous aurons à en tirer.

Il nous faut, ainsi que nous l'avons fait pour les épidémies relatées précédemment, placer devant les yeux du lecteur, comme en un tableau synoptique, les faits relatifs à l'épidémie régnante.

Rappelons tout d'abord ce que nous avons dit au début de ce travail, que notre but était d'éveiller l'attention sur les faits qu'enregistrait chaque jour la presse : qu'il s'agissait bien d'une *épidémie*, dans toute l'acception du mot; que sous aucun rapport cette épidémie n'était privée des caractères ou signes spéciaux qui distinguent ce que la langue médicale décorait de cette dénomination et que chercher la vérité en dehors de cette voie, c'était

(1) *Ere nouvelle*, 11 septembre 1848.
(2) *Nouvelle Gazette de Prusse, Moniteur universel*, 27 octobre 1854.

s'exposer aux plus dangereux mécomptes ; et en dernière analyse, loin de remédier à sa propagation c'était accumuler des matériaux, pour raviver et étendre l'incendie ; loin d'anéantir les germes du mal, c'était en semer de nouveaux.

Pour rendre plus frappante notre pensée, l'éclairer d'un jour assez éclatant pour déssiller les yeux aux plus récalcitrants, nous avons cru utile de jalonner, pour ainsi dire la route que nous devions parcourir de faits d'une nature absolument identique à celle de ceux que visait ce travail ; à partir des plus simples aux plus complexes ; faits sur lesquels l'accord est unanime et dont le caractère contagieux n'a jamais été sérieusement mis en doute.

Ne creusons pas davantage cette matière pour ne pas empiéter sur les considérations par lesquelles nous terminerons ce travail et qui en seront comme le couronnement.

## § 4.

Venons donc aux faits :

Mais que dirons-nous sur ce point qui ne soit aussi bien connu de nos lécteurs que de nous-même ?

Qui n'a été frappé de cette quantité de suicides qui ont éclaté dons ces derniers temps, et dont la série est bien loin d'être close ?

Sans reproduire cette masse de faits signalés par

les journaux, qu'il nous suffise de faire remarquer que dans une foule de cas, 1° en fait de causes déterminantes, il était impossible d'en découvrir aucune ;

2° Ou ce qui revient à peu près au même d'en signaler dont l'insignifiance, l'absurdité même, le fantaisiste éclate à tous les yeux.... « On se perd en conjectures pour savoir ce qui a pu porter X**** à se donner la mort... »

A chaque fait nouveau on tombe de stupéfaction ! « ...Qu'est-ce que cela veut dire ? d'où vient cette rage, cette *manie* de destruction de soi-même ? Avons nous donc réellement affaire à une véritable épidémie ? »

Tantôt c'est la position sociale, la fortune parfois considérable, l'entourage de famille, bref tout ce qui constitue les éléments d'une existence heureuse qui cause l'étonnement.

Tantôt c'est l'âge des individus ou trop âgés pour devenir encore le jouet des passions bonnes ou mauvaises, ou trop jeunes pour n'être pas insensibles à ce qui trouble les hommes parvenus à leur âge mûr ;

Tantôt c'est le caractère connu de celui qui s'est donné la mort, caractère qui rejetait bien loin l'idée même d'une mort volontaire, tout au contraire.

Chez les uns, c'étaient les principes religieux, philosophiques, religieux surtout qui écartaient complètement la possibilité qu'une idée de suicide vînt s'implanter dans un esprit aussi bien pensant, aussi fortement cuirassé contre l'invasion d'idées en flagrante opposition avec les règles de la vie.

D'autres fois, c'est la pusillanimité du caractère, l'horreur de la souffrance etc., qui est invoquée contre l'idée suicide.

Nous verrons plus tard ce que signifie cette incertitude, cette impossibilité de se rendre compte du pourquoi, dans une foule de cas, les suicides ont eu lieu. Cette incertitude, cette impuissance ne fait-elle pas pressentir l'existence d'une autre cause déterminante, inconnue jusqu'ici, incomprise plutôt, la seule à laquelle, il faille attribuer tout le mal et toujours en dehors de laquelle on s'obstine à vouloir trouver la cause du suicide; disons-le par anticipation : les troubles nerveux cérébraux etc....

## § 5.

En attendant, indiquons les faits de suicide dont l'explication se trouve tout d'abord dans des actes cérébraux extra physiologiques, par conséquent tous susceptibles au plus haut degré, d'être atteints par l'action contagionniste, c'est-à-dire, privés tout à coup, immédiatement avant l'acte de leur libre arbitre et de toute responsabilité morale.

On verra que le nombre des suicides évidemment sains d'esprit, ayant agi en déduction calme, logique de motifs divers, tels que chagrins profonds, peur du déshonneur etc... est bien plus restreint qu'on ne pensait, et que l'action contagionniste se montre dans toute son évidence par l'état particulier (prédisposition) dans lequel étaient ses victimes, et sans lequel l'action du contage eût été complètement nulle.

Au nombre des victimes d'une épidémie suicide, on trouve :

1° Que les uns étaient atteints de folie depuis plus ou moins de temps ;

2° Que les autres avaient été déjà aliénés mais qu'ils ne l'étaient pas au moment de l'acte, soit que la guérison ne se fût pas démentie jusque là, soit qu'ils se trouvassent seulement dans une période ou phase de lucidité ;

3° Ceux qui ne le sont devenus qu'après l'acte, plus ou moins prochainement ;

4° Ceux qui n'ont présenté de trouble mental (maniaque) qu'immédiatement avant de porter la main sur eux-mêmes ;

5° Ceux qui souffraient de névroses variées depuis plus ou moins de temps (hystérie, épilepsie, chorée, etc.) ;

6° Les individus placés sous l'influence de l'excitation alcoolique *latente* (habituelle) ou effective ;

7° Ceux placés sous l'influence démoralisatrice de douleurs intolérables ;

8° Les excentriques, qui ne sont autres après tout que des aliénés d'une espèce à part et qui ont le privilége de ne pas se faire renfermer ;

9° Enfin ceux chez lesquels l'anomalie intellectuelle, à l'état latent pour ainsi dire, n'était attesté

que par leurs antécédents héréditaires, ou idiosyn-
crasiques, par leurs dispositions acquises (abus de
toute nature, plaisirs vénériens, habitudes solitai-
res, etc.), mais qui ni avant ni après, ni on pourrait
dire au moment même où ils agissaient, n'ont donné
lieu au plus petit soupçon de n'avoir pas agi dans
toute la plénitude de leur libre arbitre.

## § 6.

C'est principalement à cette dernière catégorie de
suicides que s'appliquent les réflexions critiques qui
vont nous occuper en terminant ce travail.

Elle est de beaucoup la plus nombreuse, elle se
compose d'individus qu'on peut déclarer atteints du
véritable suicide pathologique, dans lequel l'homme
se tue pour se tuer, sans but, sans jeter un regard
intéressé sur le passé ou sur l'avenir; ils sont mus
par la même idée que nous avons vue naître si sin-
gulièrement chez les névropathes, les hystériques
en particulier.

Ce genre de suicide représente l'idée morbide par
excellence, l'idée fixe, inéluctable, invincible, fa-
tale, sans lien d'aucune espèce avec les autres processus intellectuels, sans attache syllogistique d'aucune sorte. Aussi apparaît-elle chez des individus
qui en aucun temps, et au moment même où ils se
donnent la mort, n'ont présenté de symptômes d'a-
liénation, pas même souvent d'excentricité, de bi-
zarrerie de caractère.

Ces individus meurent suicides dans la pleine conviction qu'ils ne sont ni n'ont été aliénés, tout en déclarant qu'ils ne peuvent s'expliquer comment ils se sont portés à l'acte meurtrier ; ou bien il arrive que dupes d'eux-mêmes ils se demandent si ce n'est pas tel ou tel chagrin éprouvé peu auparavant, telle mésaventure oubliée ou toute autre cause absolument insignifiante.

Dans cette catégorie se rangent à peu près tous les suicides dont on répète sans cesse : « Ce malheureux était sain d'esprit, heureux autant qu'on peut l'être, pourquoi s'est-il tué ? Pourquoi a-t-il mis fin si tragiquement à ses jours, laissant sans soutien une femme, des enfants dont il était idolâtré ? etc.

Et l'on sait s'ils sont nombreux ceux dont l'oraison funèbre est ainsi faite.

Chez ceux que nous avons rangés dans les premières catégories, il n'est pas réellement besoin d'établir le fait de contagion ; ce fait est de toute évidence ; il frappe les yeux les plus prévenus avec la même clarté que pour les névrosiques, les aliénés. Chez ceux-ci en effet, le fait d'action dépourvue de libre arbitre est impliqué dans leur état antérieur ou actuel.

Mais cette privation de liberté, comment l'admettre chez les autres ? Comment admettre un acte d'automatisme chez un individu moralement, intellectuellement bien portant ? S'il en était ainsi, pourquoi tout le monde ne serait-il pas exposé à la même affection ? etc. etc. ?...,

## § 7.

Toute épidémie, ainsi que nous l'avons dit en commençant, est le résultat de deux ordres de causes : prédisposantes et occasionnelles ou déterminantes. Nous ferons deux catégories des premières : Les causes prédisposantes éloignées que nous nommerions volontiers *objectives*, parce qu'elles sont placées au dehors de l'individu, et les causes prédisposantes immédiates ou *subjectives*, parce qu'elles sont inhérentes à l'individu, à sa constitution propre, à son organisation en un mot.

C'est à ce dernier ordre de causes qu'il a été fait allusion dans le courant de notre travail ; nous y reviendrons bientôt ; mais avant, nous ne pouvons négliger de parler des premières, c'est-à-dire des causes prédisposantes éloignées ou objectives.

Les auteurs ont compris généralement parmi celles-ci, les grands ouragans politiques ou religieux qui, de temps à autres, pendant le moyen-âge principalement, s'abattaient sur les différentes contrées, entraînaient à leur suite la ruine, la famine, la peste, des souffrances de toute nature, agitaient, travaillaient les populations, surexcitaient leur système nerveux, lui imprimaient un état de tension, d'éréthisme, qui les disposait à vibrer au moindre souffle, à subir docilement le joug des idées à la mode, des croyances plus ou moins absurdes, plus ou moins étranges, d'autant plus promptes à envahir les esprits, qu'elles s'ouvraient, pour ainsi dire, le chemin par la terreur, la crainte des plus horribles supplices.

Il est, dit Esquirol (1), des époques de la société plus favorables que les autres au suicide, à cause de 'excitation générale des esprits. Plus le cerveau est excité, plus la susceptibilité est active... plus les aliénations mentales sont fréquentes. »

« Les grandes calamités portent au suicide ; on observa beaucoup de suicides pendant la peste noire qui ravagea l'Europe vers le milieu du XIVᵉ siècle..»

Suivant M. P. Lucas, les circonstances extérieures qui donnent aux mille formes des monomanies, le caractère d'unité, le type épidémique qu'à certaines périodes leur progression sympathique présente, ne sont autres que les grandes agitations et les grands mouvements d'idées, de principes et d'intérêts, les révolutions politiques et religieuses qu'accompagnent presque toujours de profondes misères et de vives souffrances.

Dans ces circonstances, au plus léger ébranlement, beaucoup d'esprits fléchissent. Les organisations les plus faibles sont bouleversées, et les prédispositions naturelles à l'aliénation mentale renforcées de prédispositions acquises ; tous les cas jusqu'alors indécis de monomanie apparaissent à nu, et prennent

---

(1) Esquirol. Maladies mentales, t. I, Suicide.

sympathiquement la forme qu'ils reçoivent des idées générales ou de l'excitation populaire. »

L'année 1870 n'est pas encore bien loin de nous. Lorsqu'on se rappelle l'agitation extrême des esprits, qu'a causée la déclaration de guerre, les angoisses, les atroces mécomptes qui n'ont pas tardé à suivre, et qui n'ont fait que se multiplier et s'aggraver jusqu'au siége de Paris, les souffrances physiques et morales endurées pendant plus de six mois, et qui n'étaient que le prélude de celles bien autrement vives et profondes que nous réservait la Commune ; n'est-il pas évident que cette excitation, cette susceptibilité des esprits dont parlaient Esquirol et P. Lucas, propres à engendrer tous les genres de vésanies, devait être au plus haut degré le partage de nos populations ?

Le fait est que quelques semaines après la conclusion de la paix et le rétablissement de l'ordre, les asiles du département de la Seine ont reçu tout à coup de nombreux aliénés offrant tous, ou presque tous, le même caractère de folie, dans lequel se reflétaient, pour ainsi dire, les anxiétés, les souffrances physiques et morales qu'ils venaient d'endurer.

C'est ainsi que j'ai pu constater que la plupart des malades entrées à cette époque, dans le service de la 5e division, 5e section à la Salpétrière, étaient atteintes de délire mélancolique avec stupeur, et que la moitié, au moins, avait manifesté des idées de suicide ou tenté de se donner la mort.

Contrairement à ce qui s'observe d'habitude, un

petit nombre seulement de ces malades avait, en raison de ses antécédents, une tendance bien manifeste à la folie. Les troubles cérébraux étaient, pour ainsi dire, créés de toutes pièces.

## § 8.

Ces quelques mots dits sur les causes prédisposantes éloignées ou objectives, nous avons hâte de passer à celles que nous avons nommées immédiates ou subjectives.

Elles sont constituées par un état nerveux dans lequel une idée déraisonnable, c'est-à-dire qui n'a aucune raison d'être, s'implante, se fixe dans le cerveau avec la plus grande facilité, par le seul fait d'une sorte d'éréthisme, d'excitation nerveuse qui, à un moment donné, sous l'influence d'une impression plus ou moins vive obscurcit sa conscience, anéantit le *self power*, le libre arbitre, la volonté et place l'homme dans un état de pur automatisme *identique* à celui dans lequel le plonge l'état de rêve, de délire aigu, de somnambulisme, etc., et dont il ne diffère que par sa durée excessivement rapide.

Cette idée est de sa nature agissante et l'acte la suit avec la rapidité de la foudre. Entre elle et l'acte, pas ou presque pas d'intervalle.

En voici quelques exemples :

Un invalide, le sieur Lubrier, étant de planton hier sur le pont d'Auteuil, aperçut entre trois et quatre heures, un individu courant à perdre haleine sur la route de Versailles.

L'ayant observé quelques instants, il lui vit bientôt prendre la direction du pont pour sauter sbr la balustrade et de là se précipiter dans la Seine. Les mouvements de cet homme avaient été si prompts, que Lubrier ne put en rien s'opposer à cet acte de démence.

Mais aussitôt après, il se hâta de donner l'alarme, et deux pêcheurs qui se trouvaient sur la rive, montant dans un bateau, se mirent sur le champ à la poursuite du noyé. L'ayant saisi, ils le ramenèrent sur la berge et le conduisirent ensuite devant le commissaire de police. Interrogé par le magistrat, cet individu, qui est un garçon boulanger nommé Forest, avoue avoir été pris de vertige sur le pont et s'être élancé à la rivière sans trop savoir ce qu'il faisait. Jamais Il n'avait eu, disait-il, l'intention de se suicider, et il témoignait la plus vive reconnaissance à ses sauveurs. (1)

— Il s'est passé hier vers midi un événement qui a tenu pendant au moins vingt minutes, dans la plus vive anxiété, des centaines de spectateurs sur les quais Napoléon et des Grands degrés. En travaillant à la pompe Notre-Dame, le sieur L. F. Plouvier, sous syndic au marché à la Vallée, venait de tomber accidentellement dans la Seine, au-devant même de la pompe, et entraîné immédiatement sous la roue motrice de cet appareil hydraulique, il avait dû forcément y périr. Tout à coup on le voit reparaître à fleur d'eau, sa tête se relève, ses bras s'agitent, il nage; mais en cet endroit, comme on sait, le courant est fort rapide, et, à peu de distance, il y a le pont au change contre les piles duquel le nageur, tout habile qu'il soit, doit inévitablement se briser la tête.

Plouvier lutte contre les flots; il veut essayer de le remonter mais le flot est plus fort, et il emporte le nageur. On le voyait avec un frémissement indicible approcher des piles du pont, on sentait sa résistance, on se raidissait comme lui, mais on ne pouvait lui porter aucun secours. Enfin il disparaît une seconde fois; la sueur coule de tous les fronts, on n'ose plus s'entre regarder ; cependant on s'avance en tremblant en aval du pont au change. Déjà deux ou trois minutes, c'est-à-dire

(1) *Le Siècle.* 11 juin 1855.

Moreau.                                                                4

deux ou trois siècles, s'étaient écoulés, l'espoir avait abandonné tout le monde, quand de nouveau la tête du nageur perce le flot et se fait jour. A tout hasard, un bateau était allé à sa rencontre; Plouvier y monte triomphalement aux acclamations de la foule émerveillée.

*Un peu après cet accident, l'un des individus qui avaient été remarqués parmi les témoins de cette scène émouvante, et que sans doute le vertige avait pris, s'est précipité du haut du pont Notre-Dame et n'a plus reparu.*

C'est en vain que des mariniers ont fouillé le lit du fleuve en divers endroits et à plusieurs reprises, son corps n'a plus été revu; son chapeau seul a surnagé (1).

— Avant hier, vers cinq heures du soir, un homme de soixante et quelques années, conduisant du haut de son siége une voiture chargée de balais, passait sur le pont d'Arcole; ses yeux se portaient avec une espèce de fascination sur la large nappe qui sort de l'arche unique de ce pont (sic), tout à coup, cet individu arrête sa voiture descend de son siége, franchit le garde fou et se précipite dans le fleuve, du côté d'aval. A ce moment un bateau-omnibus remontait la Seine entre le pont Notre-Dame et le pont d'Arcole, il manœuvra de façon à porter secours au noyé. Le capitaine s'empara d'un harpon et parvint à accrocher par ses habits le malheureux individu: avec l'aide du pilote il le hissa sur le pont du bateau. Le vapeur continuant sa marche transporta le noyé jusqu'au premier ponton, d'où il a été porté à l'Hôtel-Dieu (2).

Voici quelques observations recueillies il y a quelques années par mon père, je les transcris textuellement :

Une jeune fille, admise à la Charité pour une légère indisposition, se montrait inquiète de ne pas recevoir la visite de son amant. — « S'il ne vient pas tel jour, disait-elle, je me jetterai par la fenêtre. » les propos ne furent pas pris au sérieux. Cependant au jour fixé, on la voit plus préoccupée que

(1) *Siècle*, 30 avril 1855.
(2) *Liberté*, février 1875.

d'habitude se diriger à différentes reprises vers une croisée qui donne sur la cour d'entrée, puis tout à coup elle se précipita

Elle fut relevée dans un état de stupeur complète, les deux jambes fracturées. Je l'ai visitée le troisième jour après la chute en compagnie du docteur Lebled. et de deux internes. L'état de stupeur avait peu duré, et la malade me paraissait en complète possession d'elle-même. « Si je vous adressais quelques questions, lui dis-je, avez-vous l'esprit assez présent pour me répondre ?

— Certainement, Monsieur, j'ai bien ma tête à moi, et je l'ai toujours eue.

— Je veux le croire, mais cependant ce que vous avez fait ne le prouve guère ?

— J'avais du chagrin, j'étais poussée à bout.

— Avant de vous jeter par la fenêtre, en aviez-vous déjà le projet ?

— Oui, Monsieur, j'y avais pensé; je voulais me détruire mais pas sitôt; c'est arrivé plus vite que je ne voulais.

— Comment cela? vous dites que vous aviez l'intention de vous jeter par la fenêtre ; si en effet vous vous êtes précipitée, c'est que vous l'avez bien voulu.

— Non, quand je regardais par la fenêtre pour voir si mon amant arrivait, j'avais bien une idée, mais si je suis tombée, ça a été involontaire, je ne le voulais pas dans ce moment là.

— Cependant on peut très-bien voir dans la cour en s'approchant seulement de la croisée; pour vous précipiter il vous a fallu monter dessus, vous vouliez donc vous précipiter.

— Non, non, je ne le voulais pas; je ne sais pas comment cela s'est fait, mais si je l'avais voulu, je n'aurais pas crié au secours quand je me suis sentie tomber.

— Est-ce que vous vous imaginez avoir été poussée par quelqu'un ?

— Je n'y ai pas pensé: peut-être que la tête m'a tourné.

— Mais encore une fois, la croisée est trop haute; si vous aviez eu un moment de vertige vous seriez tombée dans la salle et non pas dans la cour ?

— Que voulez-vous que je vous dise ?

Ainsi, donc, si l'on me permet d'ajouter ici quelques réflexions, nous voyons dans le fait que je viens de citer, d'une part : impossibilité physique absolue pour le sujet, d'exécuter son projet de suicide sans en avoir la volonté formelle, *hic et nunc*; d'autre part, conviction pleine et entière de n'avoir pas eu cette volonté.

D'où la conclusion forcée que la volonté a été, ici, je n'ose dire involontaire, mais, (ce qui après tout revient au même) purement automatique, en dehors de toute conscience.

— Le nommé B... âgé de trente cinq ans, ne compte pas d'aliénés dans sa famille. Il y a quelques années, ayant perdu dans une faillite, une somme relativement considérable, il en fut vivement affecté, l'appétit disparut et il maigrit d'une manière effrayante. Sa santé morale, à ce qu'il assure, n'éprouva aucun trouble. Il y a un an, sa femme le quitte pour aller vivre en concubinage. Nouveaux chagrins, nouvel ébranlement dans sa santé physique.

» Il souffre dans le dos, dans l'estomac, dans le ventre, le sang *le tourmente* : il s'est fait saigner plusieurs fois. » Enfin comme pour l'achever, une perte d'argent met le comble à ses ennuis. Sa tête s'exalte, il se croit perdu, il est voué à la misère. L'idée lui vient de se tuer et avec lui de tuer son enfant âgé de dix ans, pour le soustraire à la misère. Il va se jeter à l'eau et entraîne avec lui son enfant — B... manifeste un profond chagrin de ce qui est arrivé, mais il se défend énergiquement d'être fou.

— Convenez-vous du moins que vous l'étiez lorsque vous vous êtes jeté à l'eau, ou bien alors vous êtes-vous rendu coupable d'assassinat ?

— Peut-être que je ne recommencerais pas, si j'étais libre aujourd'hui : ce n'est plus mon idée; mais enfin cela se conçoit, c'était bien naturel. Croyez bien, Monsieur le docteur, que je sais distinguer ce qui est bien, de ce qui est mal. Dieu m'est témoin que j'aimais mon fils, que je me sacrifiais pour lui donner de l'éducation. Si j'ai voulu le faire périr avec moi c'était encore pour son bien. — C'était mon idée à moi, vous ne pourrez pas me le reprocher.

X... entre à Bicêtre après une tentative de suicide. Rien dans sa tenue ne donne tout d'abord l'idée d'un dérangement mental quelconque.

— Pourquoi vouloir vous tuer, lui demande le médecin?

— Parce que depuis longtemps j'ai des douleurs dans la tête et que j'ai assez souffert comme cela.

— Mais un pareil motif me paraît bien insuffisant?

— Ah? vous croyez? Ce n'est donc rien que de sentir plus de vingt fois par jour, pendant la nuit quand je ne dors pas là (il indique le sommet de la tête, ) comme une traînée de feu qui me brûle la cervelle. — Si encore ce n'était que cela! Mais voyez-vous, mon mal à moi ne ressemble pas à celui des autres; c'est une lourdeur, un je ne sais quoi qui me ferait presque croire que je deviens fou, imbécile plutôt, car ça m'ôte mes idées, m'empêche de travailler, etc. X... était en réalité un hypochondriaque dont l'état inspirait dès lors quelques craintes de paralysie générale, maladie à laquelle il a fini par succomber.

Etant à Ivry, mon père a entendu raconter le fait suivant à M. le colonel Manselon.

— Une nuit, on arrête dans le fort un soldat de ligne qui venait de faire une tentative d'assassinat sur la personne d'un officier du régiment de lanciers caserné à Ivry. — Cet homme s'était introduit furtivement chez l'officier et pendant qu'il dormait, il lui avait appliqué le canon de son fusil sur l'oreille. Il allait faire feu, lorsque l'officier réveillé par le contact du fer, se dressa tout à coup sur son lit et détourna l'arme.

Interrogé immédiatement après par le colonel, sa réponse fut celle-ci:

A telle époque j'assistai à Vincennes avec mon régiment à l'exécution d'un camarade condamné à mort: j'en éprouvai une vive émotion, et, à partir de ce moment *j'eus l'idée* de me faire fusiller et de mourir comme mon camarade.

C'est insensé, dit le colonel, vous aviez d'autres motifs pour tuer le lieutenant.

— Aucun absolument. Etranger que je suis à son régiment, je ne le connaissais pas même de vue. J'ai pris la première personne qui me tombait sous la main.

— Vous êtes donc fou ?

— Pas maintenant, mon colonel, je ne l'étais pas non plus auparavant, mais j'ai bien idée que je l'étais quand j'ai fait le coup, car certainement ce n'est pas la boisson qui m'a fait agir. Il y avait pas mal de temps que je n'avais ni faim ni soif, je ne songeais qu'à me faire fusiller. »

N'est-ce pas la même idée morbide qui apparaît à l'origine d'une foule de suicides tels que la plupart de ceux dits par imitation ?

On n'en saurait douter quand on écoute parler certains individus racontant eux-mêmes, après une tentative de suicide, comment les choses se sont passées :

En voici quelques exemples :

Plaçons en tête une observation recueillie dans le service de mon père à Bicêtre : elle est intéressante en ce sens, que l'état mental nécessaire pour imprimer à l'idée naissante du suicide une énergie impulsive qui la transforme aussitôt en acte, s'y montre pour ainsi dire à nu.

Le nommé X..., ouvrier cordonnier, âgé de 35 ans, amené à l'hospice, à la suite d'une tentative de suicide, racontait ainsi son histoire :

« Il y a quelque temps, il me vint à l'esprit que j'étais bientôt arrivé à l'âge où ma sœur s'était suicidée (elle s'était jetée à l'eau). En même temps j'eus l'idée d'en faire autant. Cela m'a paru drôle d'abord, car j'ai toujours eu grand peur de la mort. Je n'y pensai plus. Mais bientôt, j'en fus de plus en plus tourmenté. J'eus la pensée de me griser ; c'était, m'avait-on dit, le meilleur moyen de faire cessser mes anxiétés. Le moyen était sûr, en effet, mais pas de la manière qu'on l'entendait.

Dans l'ivresse, la pensée de me tuer ne me quittait pas d'un instant, et, chose singulière, loin de la repousser, je la caressais, j'envisageais la mort avec calme et même avec un véritable bonheur. Ce me fut un trait de lumière ; je me dis, qu'en buvant beaucoup, mon affaire serait bientôt faite. Je n'hésitai plus : sans y mettre de mystère, j'allai acheter un pistolet, de la poudre, des balles, je me rendis chez mon marchand de vin ordinaire, et..... si l'on ne fut intervenu à temps, je lâchais le coup. »

L'excitation intellectuelle que nous posons comme condition *sine quâ non* de l'exécution de l'idée suicide, n'est guère moins à découvert dans le fait qu'on va lire, bien que se rattachant à une cause purement morale.

Un jeune homme qui avait tenté de se donner la mort, en se coupant la gorge avec un rasoir, fut conduit à l'asile des aliénés de Rome, en 1873. Eminemment impressionnable et nerveux, fils d'une mère hystérique. il était naturellement fort studieux et fort adonné à la lecture. Interrogé immédiatement, après sa tentative, il raconte ce qui s'était passé avec la plus parfaite sérénité d'esprit et en homme qui avait la conscience d'avoir fait une bonne action. Il avait voulu imiter une foule de grands hommes, qui devaient leur réputation et leur renommée, au suicide. Il ajoutait, qu'il éprouvait une telle jouissance intime à lire l'histoire de ces hommes, que rien qn'en se la rappelant, il lui arrivait parfois de tomber dans une sorte d'extase voluptueuse, « in un'estasi voluttuosa » (1).

Le 24 octobre 1852, était admis à Bicêtre (5e section des aliénés), un homme de 25 ans, commis de commerce, d'une excellente santé générale, d'une constitution sanguine.

D..., avait tenté de s'empoisonner avec du laudanum. Les plus minutieuses investigations ne dénotent, chez ce jeune homme, aucune altération intellectuelle. Il répond à toutes nos questions avec la plus complète lucidité et nous donne,

(1) Rendiconto del Manicomio di Santa Maria della pieta in Roma anni 1872-1873.

sur son acte de suicide, les renseignements les plus détaillés, les plus exacts, avec un sang-froid et une sorte de naïveté qui nous surprend. Il dit avoir été vivement contrarié de ce que son patron lui avait manqué de parole, en confiant à un autre la fonction plus élevée et plus lucrative sur laquelle il comptait. De plus, à l'occasion de quelques amourettes, il avait contracté des dettes que, pour l e moment, il n'était pas à même de payer. Depuis deux ou trois jours, il se sentait ennuyé, apathique au physique et au moral, il ne sait à peine ce qui se passe en lui, l'idée du suicide lui apparut, il ne s'en émeut pas autrement et reste spectateur indifférent des progrès qu'elle fait dans son esprit. Elle grandit à loisir sous les yeux de sa raison.

La veille de son suicide, il se couche sans songer à la détermination qu'il prendrait le lendemain. La nuit, il n'y pense que dans un moment de demi-sommeil. Nulle émotion à son réveil ; il éprouve le désir de rester au lit, puis, en se disant tranquillement à lui-même qu'il fallait pourtant en finir, il se procure une forte dose de laudanum. A onze heures, il s'habille, s'assied sur un chaise et avale le poison.

D..., perd insensiblement la conscience de lui-même..... Trois heures après, on le trouve plongé dans le coma. Un médecin est appelé, le soigne, le rappelle à la vie et deux jours après, il est conduit à la maison Dubois et de là à Bicêtre, parce que l'on redoute de nouvelles tentatives.

Après un séjour de quelques sem aines, il est rendu à sa famille, se disant toujours dans l'impossibilité de s'expliquer ce qui lui était arrivé, mais espérant bien pourtant que cela ne lui arriverait plus.

Après ce qu'on vient de lire, on conviendra que dans une foule de cas où le suicide est accompli en provoquant la plus extrême surprise en raison des antécédents, des habitudes et des mœurs, de la situation sociale de l'individu qui se tue, on conviendra, dis-je, que ces sortes de faits ont la plus grande analogie avec ceux que nous venons de rapporter.

Cette genèse du suicide n'a, d'ailleurs, rien d'exceptionnel, c'est celle, on peut dire d'une foule d'idées fixes (non suicides) qui, chez certains malades restent complètement isolées. Chez la plupart des monomaniaques, l'origine de la maladie est la même. Mais par suite d'un état maladif plus avancé cette idée primitive se généralise, finit par dominer la conscience, d'où naît un délire systématisé, c'est-à-dire complet.

L'idée fixe suicide, homicide ou autre s'engendre dans l'esprit sous l'action d'une impulsion morale à la manière des hallucinations de la sensibilité générale mise en jeu par une sensation imprévue :

M^me S.... entrée à la Salpêtrière dans le courant de l'année 1874, souffre depuis plusieurs années de pertes utérines qui, bien que très-peu abondantes, ont fini par amener un état chloro-anémique très-prononcé, accompagné d'une excitabilité nerveuse inaccoutumée. Elle ne connaît dans sa famille personne qui ait été atteint d'aliénation mentale.

Il y a deux ans, elle lisait d'une façon assez distraite un journal. Ses yeux vinrent à tomber sur une histoire de chien enragé. Tout aussitôt elle est saisie par la crainte de devenir elle-même enragée. Son trouble, son anxiété sont extrêmes. C'est en vain qu'elle « se raisonne, » qu'elle cherche à se rassurer ; ni elle-même, ni les personnes auxquelles elle fait part de ses craintes absurdes, ne parviennent à lui rendre la tranquillité. Depuis lors, c'est toujours la même chose.

Il y a eu cependant une exception. Un médecin étant parvenu à arrêter ses pertes, sa santé générale avait repris, ses couleurs étaient revenues avec l'appétit, et en même temps elle devient moins irritable, moins agacée, plus calme, et enfin toutes les craintes d'hydrophobie avaient disparu.

Malheureusement elles l'assaillent de nouveau, lorsque, quelques mois après, les troubles fonctionnels de l'utérus (probablement carcinomateux), ont recommencé.

M<sup>me</sup> L... est à la Salpêtrière depuis trois ans environ et dans un état mental voisin de la démence.

Il y a quelques années, elle avait eu des spasmes nerveux, qui furent déclarés de nature hystérique. Les facultés morales n'avaient encore offert aucun trouble, lorsqu'un jour elle entendit une de ses amies raconter que son médecin, lui ayant fait appliquer une sangsue sur la gencive, elle avait failli l'avaler. M<sup>me</sup> L. qui avait souvent éprouvé un sentiment de constriction douloureux à l'œsophage, se persuada que cela devait tenir à la présence d'une ou plusieurs sangsues.

A partir de ce moment, cette idée la préoccupe, lui cause des terreurs incessantes, elle s'attend tous les jours à être suffoquée.

Insensiblement cette idée se généralise ; comment ces sangsues se trouvent-elles là ? C'est qu'on lui en a fait avaler à son insu pendant le sommeil ; puis cela ne peut provenir que de gens intéressés à la brouiller avec son mari, à la rendre malheureuse, etc., etc.....

Encore aujourd'hui, rien n'est changé dans l'état de cette malade.

Une jeune personne , sur le cou de laquelle une de ses amies avait, en plaisantant, appliqué une petite couleuvre, a conservé depuis une sensation de froid humide des plus désagréables. Elle s'était remise assez vite de l'émotion qu'elle avait éprouvée, mais le souvenir en était resté tellement vif que, parfois, instinctivement, il lui arrivait de porter la main derrière la tête pour en arracher l'animal.

C'est identiquement le phénomène des idées *suggérées* dans l'état de rêve, de somnambulisme ou de folie artificielle, c'est-à-dire provoquée par l'ingestion dans l'économie d'une substance toxique agissant plus particulièremant sur les centres nerveux. Entre la prédisposition telle que nous la comprenons et les divers états morbides de l'encéphale, il n'y a qu'une différence de durée.

## § 9.

L'idée morbide, qu'elle s'applique au suicide comme à tout autre acte pathologique jouit, parfois, d'une énergie telle, qu'elle fait taire pour ainsi dire toute sensibilité périphérique exactement comme une douleur plus forte empêche une moins forte d'être perçue, suivant l'aphorisme si connu : « *Duobus dolo-* « *ribus simul obortis, vehementior obscurat alterum.* »

En voici de curieux exemples :

X..., atteint de mélancolie, sans troubles intellectuels bien marqués, est envoyé à Bicêtre à la suite d'une tentative de suicide. Il portait au cou une plaie semi-circulaire, d'environ 8 ou 10 centimètres de longueur, en voie de cicatrisation. X..., un mois environ avant son entrée à Bicêtre, se sentant surveillé, s'était renfermé dans sa chambre, avait brisé une assiette de porcelaine, dans laquelle on lui avait servi à déjeûner et qui avait été oubliée, et, tenant un morceau de chaque main, il essaya de s'ouvrir la gorge.

Il employa, dit-il, plus d'un quart d'heure à cette horrible besogne et ne s'arrêta que lorsque la trachée fut ouverte.

— Vous avez dû éprouver de terribles souffrances, il vous a fallu bien du courage ?

— Pas le moins du monde, répondait X..., du ton le plus naturel, je n'ai pas souffert du tout ; j'éprouvais même une sorte de plaisir à me scier la peau. J'avoue cependant que cela m'a fait bien mal après et je ne recommencerai pas maintenant. »

E....., donnait depuis trois mois des signes d'aliénation. Il fit une tentative de suicide et se jeta dans un puits ; d'où il fut retiré immédiatement.

La veille de la Toussaint, E..., profitant de l'absence de sa femme, s'assied près de la cheminée, pose sa jambe et son bras gauche sur la pierre de l'âtre, puis armant sa main droite d'un serpot, se frappe à coup redoublés. Quand la femme E... rentra, son mari baignait dans le sang; la main gauche pendait à moitié séparée de l'avant-bras, les os de la jambe gauche coupés, hachés, lacéraient par leurs fragments irréguliers une plaie profonde..... Comme on s'apitoyait autour de lui sur les atroces douleurs qu'il avait dû endurer : « Je n'ai pas souffert, répondit-il..... » (1).

Un sieur C..., ouvrier teinturier à Suresne, avait retiré de chez sa grand'mère, il y a quatre ans, sa petite fille Louise, alors âgée de 5 ans, et il la garda chez lui en compagnie de son autre fille, âgée de 8 ans.

Bientôt on s'aperçut que la petite Louise nourrissait un profond chagrin, dont rien ne pouvait la distraire, et on lui entendit même exprimer à diverses reprises le désir de mourir. Hier, ses parents ayant eu à sortir, Louise, après leur départ, s'attacha une corde au cou et tenta de s'étrangler.

N'ayant pu y réussir, cette malheureuse enfant monta alors sur un fourneau, s'empara d'une chandelle, l'alluma et mit le feu à sa robe en plusieurs endroits ; puis, sans proférer un seul cri, elle éleva les bras et attendit résolûment que le feu dévorât ses chairs.

Déjà un tourbillon de flammes enveloppait le corps de cette insensée, quand, du dehors, les voisins, apercevant une lueur sinistre, accoururent, brisèrent les portes et pénétrèrent dans la pièce où la jeune Louise C... accomplissait son acte de démence. Se jetant rapidement sur elle, ils lui arrachèrent lambeau par lambeau les derniers vestiges de ses vêtements et parvinrent ainsi à éteindre le feu qui la dévorait.

Averti de cet événement, le commissaire de police de Puteaux se rendit sur les lieux et y trouva le Dr Rolland qui, après avoir donné les premiers soins à la blessée, jugeant qu'elle ne survivrait pas à ses nombreuses brûlures, donnait l'ordre de la conduire à l'hôpital Beaujon. Comme, malgré la gravité de son état, Louise n'avait pas perdu connaissance, le magistrat la questionna. L'enfant répondit avec le plus grand sang-froid, qu'elle s'était brûlée volontairement pour

(1) *Presse*, 9 novembre 1840.

se donner la mort. Elle aimait bien ses parents, disait-elle, mais elle voulait mourir sans dire le motif de sa résolution.

Le père de cette enfant l'a portée lui-même à Beaujon, et pendant tout le temps qu'a duré le trajet, elle a montré un calme qui ne s'est pas démenti un seul instant, ses souffrances étaient horribles et cependant elle ne poussait aucune plainte ; elle causait même tranquillement avec son père. Une heure après son arrivée à l'hôpital elle rendait le dernier soupir (1).

---

## III.

Voyons, maintenant à quelles prédispositions, à quel état nerveux spécial, se rattache l'idée morbide dont nous venons d'esquisser brièvement les caractères.

Qu'est-ce donc que cette prédisposition ?

Elle est de trois espèces :

1° Elle réside dans l'hérédité ou loi physiologique en vertu de laquelle les dispositions organiques des parents, tant au point de vue pathologique que physiologique sont transmises des ascendants aux descendants.

2° Dans des conditions de santé spéciales, congénitales ou acquises, c'est-à-dire développées sous l'influence de causes variées, telles que certaines habitudes contractées, capables de modifier plus ou moins profondément la constitution d'un individu, habitudes d'ivrognerie, excès de toute sorte, masturbation, plaisirs vénériens poussés à l'excès, vie

(1) Journal A...

désordonnée, toutes causes auxquelles sont dues en maintes et maintes circonstances l'ennui, le *tædium vitæ*, le dégoût et la lassitude de toutes choses, et aussi les longs chagrins, les douleurs physiques, prolongées, débilitantes.

3ᵉ Dans l'ordre de causes que nous avons appelées subjectives et dont nous déjà parlé. (Chap. 2. § 8.).

Quand nous disons que la prédisposition aux affections nerveuses avait son origine principale dans l'hérédité, il importe de bien nous entendre sur ce point :

Nous prenons le mot hérédité dans le sens que mon père le premier, parmi les auteurs contemporains, lui a attribué et qui paraît être généralement admis aujourd'hui, c'est-à-dire impliquant la transmission, non pas seulement d'une maladie semblable, mais indifféremment en vertu de la loi de la transformation des maladies, de toutes les lésions d'un même système d'organes, du système nerveux en particulier.

C'est ainsi qu'un individu de souche *névropathique* se trouve également prédisposé à toutes les maladies des centres nerveux : affections convulsives ou mentales.

Chez cet individu, il faut admettre une disposition nerveuse, latente ou manifeste, sur laquelle comme sur un terrain propice, peuvent germer et se développer plus ou moins lentement, parfois d'une façon brusque et inattendue, la plupart des névroses à quelque ordre qu'elles appartiennent.

Assurément il n'y a là rien de nécessaire, d'inévitable, plusieurs raisons d'ordre physique ou moral peuvent prévenir le mal, balancer, annihiler même la germination de la semence.

Mais il est vrai aussi que dans une multitude de cas c'est le contraire qu'il faut redouter et qui a lieu.

Dans l'espèce, je veux dire dans le cas particulier qui fait l'objet de notre thèse, les faits viennent à chaque instant confirmer la proposition que je viens de mettre en avant.

Mais pour découvrir et constater cette prédisposition, il faut savoir chercher, il faut savoir interroger le passé des individus dans tous ses coins et recoins héréditaires, à toutes les branches de l'arbre généalogique.

« C'est surtout dans la propagation sympathique des lésions mentales qu'il me paraît impossible que des conditions morbides antérieures n'existent pas, qu'elles soient cachées ou visibles. Les exemples de suicide nous les décèlent quelquefois, dans le cas où il affecte un caractère congénial et des causes héréditaires, mais il faut aussi le dire, si les désordres y président toujours, ils le font avec des symptômes et des lésions qui nous échappent (1)... »

Toutes les fois qu'il sera possible d'obtenir sur les antécédents les documents nécessaires, on peut être

(1) P. Lucas. Thèse citée, p. 68.

sûr, presque toujours, de découvrir dans la parenté du suicidé ou chez lui-même, c'est-à-dire dans sa vie antérieure, des troubles nerveux quelconques.

« Ce ne sont pas, dit Esquirol, les signes du délire qui manquent chez celui qui se suicide, ce sont les observateurs qui ne sont pas à portée de tout voir et de bien voir. »

« Cela est de toute vérité, ajouterons-nous avec un médecin qui a fait une étude approfondie de la de la monomanie suicide ; les parents auprès desquels on puise les renseignements font ordinairement tous leurs efforts pour dissimuler et ensevelir dans le secret une prédisposition dont est frappée la famille, et lors même qu'ils ont été mille fois témoins d'actes de folie véritable, qu'ils ont, suivant l'expression d'Esquirol « tout vu et bien vu, » ils affirment ne rien savoir. Les médecins perspicaces ne s'en tiennent pas à ces données : et *le plus souvent* ils retrouvent dans ceux mêmes qui cherchent à les tromper, le témoignage de la prédisposition morbide dont ils poursuivent la trace (1).

Au suicide, dans l'immense majorité des cas, on pourrait appliquer la parole d'Esquirol « qu'il n'avait jamais vu un homme *complet* devenir fou ». Ce célèbre aliéniste dit encore, car nous ne saurions trop souvent invoquer une pareille autorité, « que le suicide est presque toujours un symptôme d'aliénation mentale. »

(1) Bourdin. Du suicide considéré comme maladie. Paris, 1845, p. 90.

La plupart des malheureux qui ont attenté à leurs jours, ou qui se sont tués, appartiennent à des familles qui ont eu quelques-uns de leurs membres atteints d'aliénation mentale.

La plupart de ceux qui n'ont pu accomplir leur dessein, restent aliénés pendant plus ou moins de temps, ou ils le deviennent plus tard. Un grand nombre d'entre eux ont manifesté, avant de se détruire, tous les signes de lypómanie. Quelques-uns se sont tués après avoir eu un accès de manie à la suite duquel ils sont restés tristes et moroses (1).

C'est surtout de parents à parents que la prédisposition indéniable dans ce cas, agit avec une énergie effroyable.

Les faits à l'appui abondent, nous en avons cité déjà à l'occasion du suicide héréditaire.

En voici un exemple non moins saisissant que nous empruntons au D^r Legrand du Saulle.

J'ai donné des soins, en 1852, à la maison de Charenton, à une demoiselle anglaise qui, à l'âge de 11 ans, avait essayé de se couper la gorge avec un rasoir et qui ne cherchait même pas à en dissimuler les affreuses cicatrices. Bien résolue à en finir avec la vie, il demeurait évident pour nous que la malade recommencerait ses tentatives de suicide. Aussi, lorsque la famille demanda sa sortie, nous dûmes, MM. Calmeil, Ch. Loiseau et moi, nous y opposer d'une manière formelle. L'ambassadeur intervint auprès de M. le préfet de police, et toutes les difficultés furent levées. Deux mois après, Miss W... avait pu prendre sur ses deux sœurs un tel ascendant, qu'elle les décida à mourir avec elle : les trois jeunes filles s'asphyxièrent » (2).

(1) Esquirol. Maladies mentales, t. I, p. 233.
(2) Legrand du Saulle. Le délire des persécutions. Paris, 1871, p. 274,

Moreau.                                                    5

Nous ne voudrions pas, avons-nous besoin d'en faire la remarque ? que l'on inférât de ce que nous venons de dire, qu'à nos yeux, tout individu qui se suicide est un aliéné, un *fou*.

Nous prétendons seulement, (et nous ne craignons pas de nous répéter) que, dans certaines circonstances données, un individu peut tomber sous l'empire d'une idée fixe, (dans l'acception la plus franchement morbide), qui le porte à agir irrésistiblement, fatalement, sans conscience, sans libre arbitre, et partant, sans responsabilité morale. Dans le cercle de cette idée, l'individu a agi automatiquement, à la façon d'un somnambule, d'un *fou*, d'un fou véritable, si l'on tient absolument à ce mot ; mais qu'on ne l'oublie pas, nous venons de dire : Dans le cercle de cette idée, mais non en dehors de ces limites, attendu qu'en dehors de ces limites le fonctionnement intellectuel, y compris la conscience qui les domine, les rassemble toutes, leur donne la cohésion (sans toucher cependant à leur indépendance réciproque) qui constitue la personnalité morale.

En dehors de cette idée, rien ne différencie l'homme qui tente de se donner la mort, des autres hommes ; il jouit de l'intégrité de ses facultés, il a conscience, il est libre, il est responsable.

Comme on le voit, le fou dont nous parlons ressemble peu aux autres fous qui, systématisant l'idée fixe qui a été le point de départ de leur maladie, y reliant une foule d'autres idées, syllogistiquement, devient le jouet des rêveries les plus

étranges. Il se rapproche bien plus des hommes qui
se tuent avec toute leur raison, dont toutes les pensées sont irréprochables, volontaires, conscientes,
*y compris celle-là même qui a déterminé le suicide;* il
s'en rapproche assez même pour que, presque toujours, on le confonde avec eux, et que, dans l'igno-
rance du processus morbide dont nous venons de
parler, on s'obstine à les mettre tous sur la même
ligne et pour déclarer sur les seules apparences,
que l'un n'était pas plus fou que les autres.

## IV.

L'idée du suicide, suivie ou non d'effet, comme
toute autre idée morbide, ne doit pas seulement son
origine aux causes prédisposantes dont nous venons
de parler. Restent les causes déterminantes, d'une
très-minime importance, absolument insignifiantes
dans l'immense majorité des cas, considérées en
elles-mêmes et cependant, recevant à un moment
donné, une importance majeure, de leur rappro-
chement avec les causes prédisposantes, simple
étincelle se transformant tout à coup par le contact
en une explosion formidable. L'hérédité, sous toutes
les formes, sous toutes ses métamorphoses, certaines dispositions organiques, constitutionnelles,
diathésiques, etc., ont amoncelé, dans le cerveau,
la matière explosible; un fait inattendu, une impression morale, une légère émotion, dont la parole

écrite ou parlée a été comme le fil conducteur, a mis le feu et l'incendie s'en est suivi.

Avons-nous besoin de revenir sur les faits relatés plus haut, qui établissent péremptoirement que c'est bien ainsi que les choses se passent, et que nous ne laissons pas aller notre esprit à la dérive de pures conceptions.

Quelle est la cause déterminante la plus générale et en même temps celle, pour ainsi dire, dont le mode d'action est le moins mystérieux?

## § 1.

Pour répondre à cette question, qu'il nous suffise de rappeler ce qui se passe dans les grandes réunions d'aliénés où, au moindre bruit, vrai ou faux, qu'une tentative de suicide a eu lieu, on voit tout à coup cette idée surgir dans des têtes où elle ne s'était pas encore montrée, et nécessiter un redoublement de surveillance pour qu'un malheur ne soit pas suivi de plusieurs autres.

Que l'on ne nous objecte pas que de ce qui se passe dans un asile d'aliénés, on ne saurait conclure à ce qui arriverait dans une réunion d'individus sains d'esprit ou dans la société en général. A cela, nous répondrions que les aliénés sauf exception ne sont pas moins attachés à la vie que les gens bien portants, tout aussi amoureux de leur bien-être, tout aussi antipathiques aux souffrances physiques ou morales.

Ici, la population ne diffère de l'autre, celle qui n'est pas renfermée, que par une prédisposition plus évidente, ou plutôt tout à fait contraire aux conceptions délirantes.

Ce que nous venons de dire concernant la facilité avec laquelle se propagent, dans nos asiles, l'idée de suicide, nous servira de transition aux considérations finales de notre travail. Tout ce que nous avons dit depuis le commencement jusqu'à la fin, n'avait d'autre but que de préparer les esprits à se bien pénétrer de ce que devait être la cause réelle, la cause expérimentale, positive, et non plus approximative et *a priori*, des épidémies de suicide, de celles en particulier qui sont pour ainsi dire en permanence parmi nous.

Avec la conviction où nous sommes d'avoir été compris, nous aurons le courage d'accuser la presse d'être la cause la plus active des nombreux suicides dont nous sommes témoins chaque jour, de les propager indéfiniment par le retentissement qu'elle leur donne, en insistant sur une foule de détails plus ou moins tragiques, plus ou moins étranges, et par cela même propres à émouvoir la sensibilité, à mettre en vibration les natures nerveuses, éminemment prédisposées.

Si nous éprouvions le besoin d'étayer notre opinion de témoignages empruntés aux hommes les plus compétents en pareille matière, nous n'aurions vraiment que l'embarras du choix.

« Au temps où nous vivons, le crime (ajoutons le

suicide) a obtenu une publicité scandaleuse. On le
voit partout, on l'offre à tous les regards, on l'ébruite,
on en fait le sujet d'une nourriture quotidienne !
Allez le voir à la morgue ; entendez le publier dans
les rues, dans les carrefours ; voyez-le affiché aux
fenêtres de quelques libraires, qui foulent aux pieds
les devoirs de la conscience et le respect dû aux
mœurs ; lisez-le dans les journaux ; voyez-le repré-
senté, choyé sur les théâtres..... Or, nous sommes
convaincus que cette publicité du crime ; que le
théâtre, les journaux, les mauvais livres, sont autant
de causes *secondaires* du suicide (1). . . . . . . . .
. . . . . . . . . . . . . . . . . . . . . . . . . . . »

« Mais c'est surtout la presse quotidienne qui est
bien coupable. Elle donne, maintenant plus que jamais, un scandale qui est bien digne d'exciter l'intérêt des honnêtes gens, et d'augmenter les justes
alarmes des moralistes.

Avec quelle avidité les journaux saisissent le crime
offert chaque matin à leurs colonnes ! Comme ils le
parent ! comme ils l'embellissent ! comme ils le pré-
sentent avec intérêt à la curiosité de leurs lecteurs !
Qu'un simple artisan tombe et soit écrasé sous les
roues de quelque brillant équipage, trois lignes suf-
fisent pour en donner la nouvelle. Mais qu'un joueur
éhonté, qu'un adolescent fou d'amour, qu'un soldat
sans force et sans cœur se retranchent volontaire-

---

(1) Appiano Buonafede. Histoire critique et philosophique du
suicide, traduite de l'italien par Armellino et Guérin. Paris, 1844,
p. 12.

ment la vie, les journaux élèvent la voix pour plaindre et justifier la victime. On fouille dans les poches du cadavre; on retourne son portefeuille; on cherche dans tous ses tiroirs, et si quelque triste fragment de mauvais vers, quelque plate pensée matérielle se trouvent au milieu de ses guenilles, on leur ouvre la publicité, on les commente, on les annote. Le suicidé est un martyr qui occupe les loisirs du critique. Sa nécrologie obtient une place d'honneur. Il a de l'immortalité pour un jour!... Loin de nous la pensée que les journalistes le font avec le coupable dessein de corrompre les masses! Mais, s'ils ne savent ce qu'ils font, avouons au moins que leur inconcevable insouciance nous est bien funeste! Car qui pourrait nous dire le nombre de crimes dont la première pensée a surgi dans des têtes exaltées, à la simple lecture de ces faits si adroitement racontés? Et qui oserait affirmer que ces faits divulgués avec tant de soin, n'aient été la cause inconnue de tant de morts chez des malheureux qui ne voulaient que faire retentir leur nom à tout prix?

Et n'allez pas croire que nous jugeons trop sévèrement la triste mission que semble s'être donnée la presse quotidienne. Un journal (1) qui ne se pique pas de trop de sévérité en fait de principes, s'élève non moins hautement contre un abus et un scandale aussi déplorables. « On ne peut trop, dit-il, s'élever contre ce travers universel dont la presse, il faut le dire, s'est trop souvent rendue complice. Qu'on y

(1) *Journal des Débats*, 29 juillet 1840.

songe bien, quand cette folie ne serait que ridicule, le mal serait encore assez grave ; car il accuse l'inconstance et la frivolité de nos mœurs que pourtant nous croyons sérieuses. Mais cette folie n'est pas seulement puérile, elle est dangereuse, car elle exerce des effets désastreux sur les imaginations faibles et ardentes.

L'expérience atteste que l'influence de l'exemple et de la préoccupation peut exalter certains esprits jusqu'au vertige et à la manie du crime. La société, sur la pente où elle est placée, ne saurait veiller trop attentivement à se préserver de cette contagion monstrueuse. » (1).

Le docteur Prosper Lucas attribue à la presse, l'influence la plus contagieuse dans les épidémies de différentes formes des monomanies, « par les détails circonstanciés qu'elle retrace de tous les actes de crime et de folie. Le spectacle de fait a une grande force sympathique sans doute, mais qui s'exerce dans un cercle étroit et qui a des limites d'action, de temps et de lieu : la presse n'en reconnaît aucune. Ce n'est pas seulement le tableau physique du fait qu'elle réprésente et que l'imagination reproduit d'après elle avec une vigueur de coloris et d'impression supérieure souvent à celle de la vue même ; mais c'est le tableau moral, c'est l'histoire intellectuelle du crime. Elle met en jeu les mêmes dispositions organiques, les mêmes dispositions acquises. . . . . . . . . . . . . . . . . . . .

(1) Appiano Buonafede. Ouv. cité, p. 14.

. . . . J'ai cité des exemples graves de l'influence de cette publicité sur plusieurs genres de crimes en France. En Angleterre ils ne manquent pas, et leur observation y est de vieille date.

Un fait bien curieux cité par le même auteur est le suivant :

« Un individu accusé d'avoir assassiné sa servante qui depuis un certain temps l'avait quitté sans dire où elle allait, *avoue*, quoique innocent, le meurtre. Il est mis en prison, le procès s'instruit, et pendant ce temps la servante reparaît, déclarant que jamais son maître n'avait attenté à ses jours. Bientôt il se rétracte, et déclare n'avoir jamais songé à se rendre coupable du crime dont il s'était accusé...., « que c'était uniquement la description de pareils faits, dans les papiers publics, qui l'a mis dans la mauvaise position où il se trouve. Il jure de ne lire un journal de sa vie (1)..... »

. . . . . . . . . . . . . . . . . . . . . . . . . . . . . .

Mieux que cela encore .

...... « A l'époque du meurtre des Mars et Williamson, on vit naître une espèce de passion de l'assassinat, et bientôt après celle de s'accuser soi-même du meurtre qu'on avait commis... » (2) !

Nous ne pourrions mieux clore cette longue série de citations que par l'appréciation sur le même sujet d'un auteur moderne des plus distingués.

« Au milieu des périls dont la société est enveloppée, dit le docteur Legrand du Saulle, il en est un qui se reproduit chaque jour. . . . . . . . . . . .

. . . . . . . . . . . . . . . . . . . . . . . . . . . . . .

. . . . . Ce péril, c'est la publicité accordée, par tous

(1) P. Lucas. Thèse citée, p. 72.
(2) *New Mounthly Magazine*, juin 1833, n° 150.

les journaux, à ces lugubres histoires, à ces tragiques comptes rendus qu'enregistre avec un regrettable empressement la chronique des *Faits divers*. Si les dossiers de la justice criminelle, si les cartons de la Préfecture de police vont sans cesse en grossissant, n'en cherchez pas ailleurs la cause. . . . . . .

. . . . . . . . . . . . . . . . . . . . . . . . . . . . .

Plus un crime est entouré de mystères et de circonstances extraordinaires, plus il est accompagné de ruses et de raffinements de barbarie, plus les causes ont été impénétrables, plus les récits de la presse ont été rendus pittoresques et émouvants, et plus le pouvoir exercé sur l'imagination humaine et sur l'influence imitatrice est fécond en dangereux enseignements. Un jour viendra peut-être où des passions, ensevelies dans les replis les plus cachés du cœur, demanderont impérieusement à être assouvies ; les moyens d'exécution font-ils défaut, on interroge ses souvenirs, on recourt au texte, et, muni de ces instructions, le bras frappe en calquant ses coups sur ceux dont le journal lui a dévoilé la justesse.

Que l'on fasse des recueils spéciaux pour les besoins de la science, de la magistrature et du barreau, c'est évidemment fort utile ; mais que l'on ne mette point dans les mains de tous cet instrument de corruption morale (1).

. . . . . . . . . . . . . . . . . . . . .

(1) Legrand du Saulle. La folie devant les tribunaux. Paris 1864, ch. XIV, § 1, De l'imitation, *passim*, p. 534-540.

. . . . . . . . . . . . . . . . . .

....Il y a plus de cinquante ans, alors que les journaux étaient à peine les rudiments de ce qu'ils sont
aujourd'hui, Esquirol avait déjà dit que tel individu,
poursuivi par des revers ou par quelque chagrin, ne
se serait pas tué s'il n'avait pas lu dans son journal
le suicide d'un ami ou d'une connaissance (1). »

## § 2.

Nous espérons que quiconque sera bien pénétré
de ce que nous avons dit dans le courant de cette
thèse sur le véritable sens à attribuer aux mots imitation, propagation, contagion etc... ne se mépren-
dra pas sur la manière dont nous envisageons l'action de la Presse sur les épidémies de suicide.

La vraie cause, la cause organique, elle est, nous
le répétons, dans la prédisposition des individus car
cette prédisposition est déjà par elle-même un ache-
minement à la maladie et comme la phase initiale,
la condition première, sans laquelle elle n'existerait
pas.

La Presse n'a donc ici qu'un rôle de propagation ;
c'est elle qui, comme nous l'avons dit, établit le fil
conducteur qui va mettre le feu aux matières explo-
sibles accumulées çà et là.

Mais on le voit, ce rôle est encore assez important, assez étendu pour que l'on s'efforce de l'atté-
nuer le plus possible.

(1) Esquirol. Maladies mentales, t. I, art. Suicide, p. 327.

La chose est facile assurément; il serait absurde de penser que la liberté de la Presse dont nous sentons le prix comme tout le monde, serait compromise un seul instant si elle évitait de tomber dans les dangereux abus que nous avons signalés.

Et, après tout, quand bien même le but serait difficile à atteindre, ne vaut-il pas la peine qu'on lui fasse quelques sacrifices?

## § 3.

La tâche que nous avons assumée en entreprenant ce travail nous parait accomplie et nous ne pouvons mieux finir qu'en répétant ce que nous disions au commencement.

Si l'on se place au point de vue de la pathologie mentale, le suicide dans les circonstances où nous l'avons étudié, doit être considéré au même titre que toutes les autres affections nerveuses, comme un phénomène pathologique en tout semblable à ceux qui constituent les épidémies vulgaires de fièvres typhoïdes, de choléra, etc.

Comme ces diverses maladies, il reconnait des causes prédisposantes, et des causes déterminantes, de la nature desquelles dérive le mode de traitement qui lui convient. Si nous avons difficilement prise sur les premières, il n'en est pas de même heureusement des secondes, qui, celles-là avec un peu de bonne volonté, seront facilement et complètement anéanties.

Le suicide pathologique a son contre-poison : le silence.

Il suffirait donc de n'en point parler, ou tout au moins de n'en parler qu'avec une extrême réserve pour en faire justice, en vertu de l'aphorisme hippocratique bien connu : *Sublatâ causâ, tollitur effectus.*

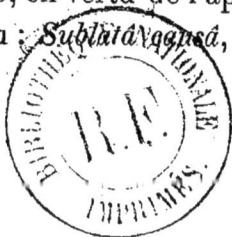

# TABLE DES MATIÈRES

A. Parent, imprimeur de la Faculté de Médecine, rue M.-le-Prince, 31.

31

www.ingramcontent.com/pod-product-compliance
Lightning Source LLC
Chambersburg PA
CBHW071242200326
41521CB00009B/1591